超ストレス解消法

イライラが一瞬で消える100の科学的メソッド

鈴木 祐 SUZUKI YU

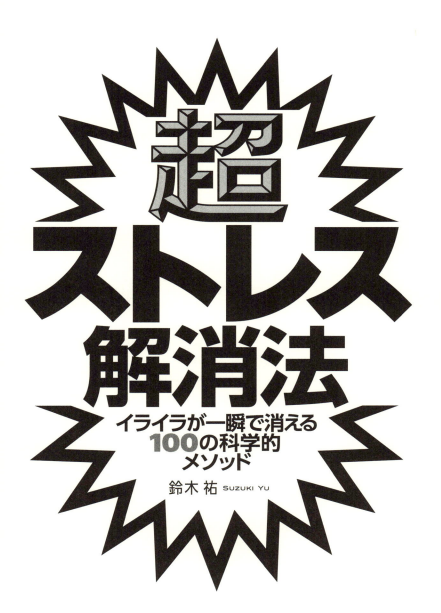

Preface

まえがき

最先端の科学的なテクニックで無敵のメンタルを手に入れよう！

◉ストレス対策は質より量のほうが大事

本書は、世の中に山ほどある「ストレス解消法」のなかから、**本当に効く100個を厳選**してまとめたものです。

いずれのテクニックも、ハーバードやスタンフォードといった**一流の研究機関が実証したものばかり**。欧米の企業や学校などがストレス対策に取り入れ、実際に高い成果を上げている最先端の技法だけをピックアップしました。もちろん、すべてのテクニックは個人的にも実践しています。

「そんなにたくさんあっても使いきれない！」「一番効くやつだけを教えてほしい！」と思わ

れた方もいるかもしれません。

しかし、ご安心あれ。ことストレス解消においては、**質より量の方が大事**なのです。

当たり前ですが、ストレスフルな環境への反応は人によって違います。

たとえば、「仕事が多い」という状況があっても、「やりがいがある！」と思う人がいれば、「プレッシャーだ……」と思う人もいるでしょう。個人の考え方や性格によってストレスの大きさは変わるため、「この方法がベスト！」とはとても言えないのです。

いっぽうで、ストレス解消法をたくさん持っておけば、もしひとつの方法が効かなくても、またすぐに別のテクニックを選べばいいため、心に大きな余裕が生まれます。ロールプレイングゲームで新しいダンジョンに向かう前には、大量の回復アイテムを買っておくべきなのと同じことです。

◉役に立つストレスと、人生を崩壊させるストレスの違い

本書では、大量のテクニックをうまく使いこなすために、ストレスの種類を大きく次の3つにわけています。

種類1　ショートストレス

「車にぶつかる！」「お腹を壊した！」「あいつムカつく！」など、あくまで**短い期間にだけ感じるストレス**です。毎日の暮らしの中で、もっとも体験するストレスでしょう。

急性ストレスは、善玉にも悪玉にもなります。たとえば、「仕事の締め切りが近い！」というストレスは、あなたのモチベーションを高め、作業を終わらせるための起爆剤になってくれます。しかし、そのいっぽうで、締め切りのプレッシャーがキツすぎる場合は不安感が強くなり、逆にモチベーションは下がってしまいます。

急性ストレスについては、その**メリットを活かしつつも適度なレベルにコントロールしていく**のがポイント。第4章から具体的なテクニックを大量にご紹介しますので、参考にしてください。

種類2　ループストレス

ショートストレスを何度もくり返してしまうタイプのストレスです。

たとえば、自分の部屋が汚いのがストレスだったとしたら、片づけをしない限り、家にいるあいだはつねに心が負担を感じ続けてしまいます。昔の仕事のミスを何度も思い出して落ち込んでしまうような場合も、適切な対策を打たなければ、延々と同じストレスに苦しめられることになるでしょう。

いわば、ループストレスはショートストレスをこじらせたような状態。薬を飲んで安静にしていれば風邪が治ったはずなのに、不摂生を続けたせいで症状が悪化してしまうのに似ています。放っておけば、あなたの心はいよいよ押しつぶされていくでしょう。

こちらの対策については、第3章からお伝えします。

種類3　ロングストレス

もっとも人生へのダメージが大きいのがロングストレスです。「ブラック企業に入ったが辞められない……」「ずっと借金の心配をしている……」「子供の頃にイジメを受けた記憶が頭にこびりついている……」など、ループストレスがさらに深刻化し、もはや慢性的になってしまったような状態を指しています。

ロングストレスが恐ろしいのは、やがて**自分の心の負担に慣れてしまう**ところです。あまりにストレスが日常的な存在になったせいで、もはやストレスをストレスとして感じられなくなってしまうのです。

いったんこうなると、私たちはショートストレスにばかり対策を打って、**根っこのロングストレスは放置してしまう**ような事態になりかねません。その間にも慢性的なストレスはジワジワと心をむしばみ続け、やがて早死にや自殺などにつながっていきます。指を切って血が出たら大慌てするのに、糖尿病や高コレステロールは、自覚症状がないせいで放っておくようなものです。

「ロングストレス」の対策は第2章にまとめ、さらに最終章では、誰にでも取り組めるトレーニングとして体系化しました。最終章まで実践していただければ、**あなたなりのストレスに対応した、あなただけの対策が取れるようになる**でしょう。

この本の最終ゴールは、**心がどんなダメージを受けてもすぐに立ち直れる無敵のメンタルを手に入れること**です。

生きている限り私たちはストレスから逃げられませんが、心の負担が慢性化する前に処理できるようになれば、もはや必要以上のイライラや不安に苦しめられることはなくなります。

それでは、始めましょう。

「超ストレス解消法　イライラが一瞬で消える１００の科学的メソッド」目次

第1章 当たり前なのに誰もやらないストレス対策の超基本

第2章

どうしてもあなたのストレスが減らない3つの根本原因

第3章 すぐに効いて効き目長持ち！ストレス対策の三種の神器

第4章

最速でイライラが激減！18の超時短メンタルトリック

第5章

無敵のメンタルを手に入れる！ストレス解消「ゲーム化」ガイド

Evidence

本書の正しい読み方

本書で取り上げるテクニックは、5つのポイントをもとに効果を評価しています。

- **科学的な信頼度：**デザインの質が高い実験データにもとづいているか？
- **手軽さ：**実践するときに手間やコストはかからないか？
- **即効性：**ストレス解消の効果が出るまでにどれぐらいの時間がかかるか？
- **効果の高さ：**どれだけストレス解消の効果を実感できるか？
- **持続時間：**ストレス解消の効果がどれぐらい続くのか？

科学的な信頼度、効果の高さ、持続時間の3つは、「アメリカ心理学会」の基準をベースに判断しつつ、「アメリカ国立医学図書館」「サイコインフォ」「ＥＲＩＣ」「Psychology & Beh-

［　レーダーチャートの見方　］

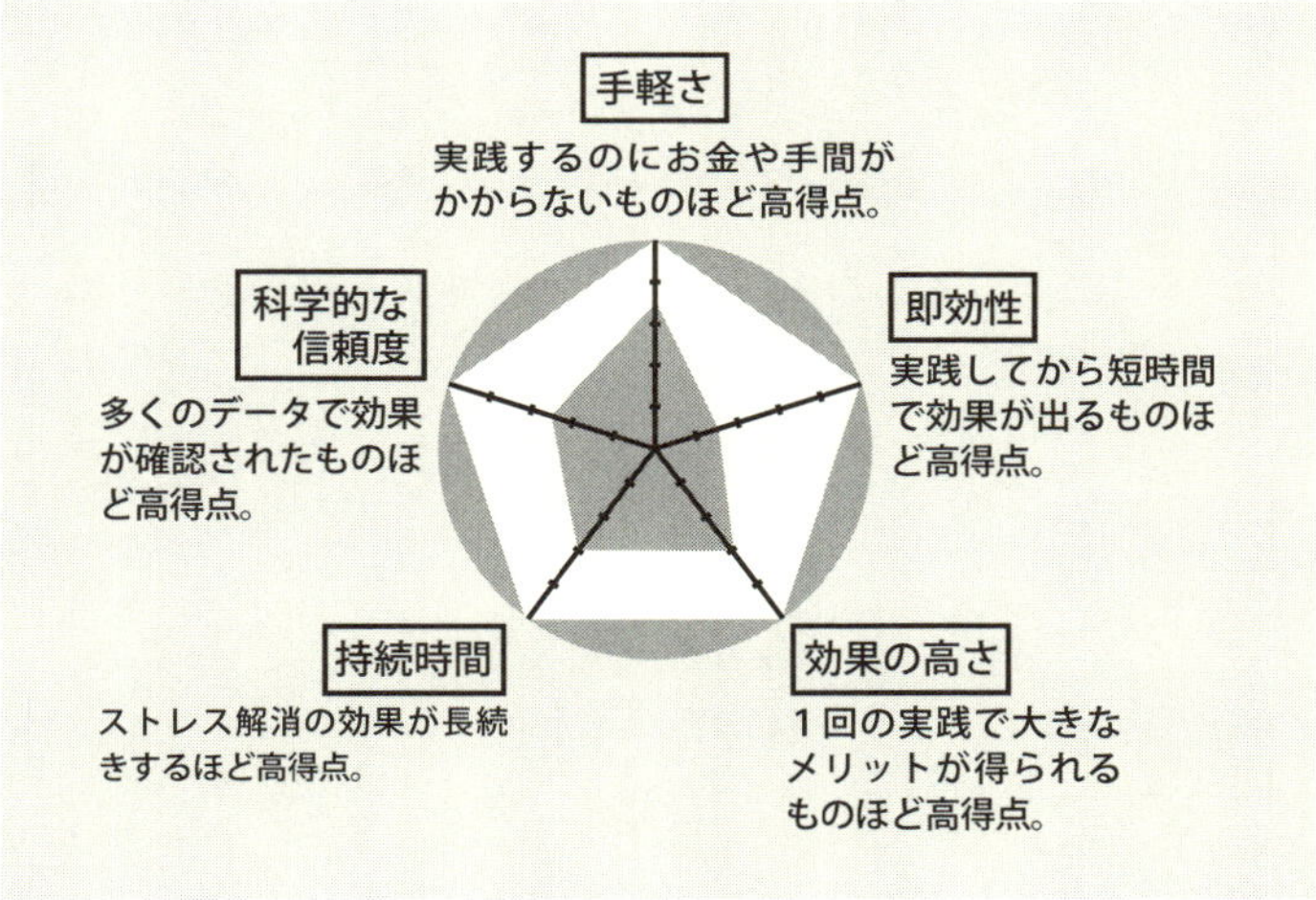

avioral Sciences Collection」などのデータベースに登録された各種の研究論文や書籍を参考にしています。

それぞれのポイントはレーダーチャートとして10点満点で数値化し、それぞれのテクニックに添付しました。

先にも述べたとおり、ストレス解消法の効果は人によって変わりますが、一方では大勢の人に効果が出やすい手法も確かに存在しています。

「テクニックの量が多すぎてどれから試していけばいいのかわからない！」という方は、このチャートを参考に、実践できそうなものを選んでみてください。

第1章

当たり前なのに誰もやらない
ストレス対策の超基本

Introduction

なぜか誰もやらないのが不思議な、超基本のストレス対策とは？

仕事でストレスがたまって仕方ない、人間関係のトラブルでうつな気分が続いている。

そんな時に、あなたはまず何をするでしょうか？

カラオケで発散、大声で叫ぶ、とりあえず寝る、好きな音楽を聴く……。

もちろん、どの方法にもそれなりの効果はあります。しかし、その前に「**ある基本**」を押さえておかないと、せっかくのストレス解消法の効果が大きく下がってしまうことが、多くの研究でわかっています(※1)。いったいなんだと思われますか？

答えは、「**自分のストレスにちゃんと気づくこと**」です。

拍子抜けされたかもしれません。「自分のストレスぐらいわかってるよ！」と思われた方も多いでしょう。

しかし、実際には、ストレスに悩む人のほとんどが、**自分の心がどれだけ負担を感じているかを正確に把握していません。**

たとえば、あなたが上司から理不尽な理由で怒られたとします。ここで多くの人は、そこからイライラを強引に抑えつけてみたり、後で同僚にグチをこぼしてみたりと、自分なりのストレス対策を行うでしょう。

問題なのは、これらの行動が、すべて**反射的なものでしかない**点です。

「上司に怒られた↓同僚にグチる」や「仕事でミスした↓マッサージに行く」といったように、ストレスの原因と対策がストレートに結びついており、そのあいだには、自分の心の状態をじっくりと考えるスキマがありません。

もちろん、それでうまくいくケースもありますが、たいていの場合はどこかモヤモヤした気分が残り、ジワジワとあなたのエネルギーは失われていくはず。それは、自分のストレスをちゃんと理解できていないからなのです。

自分のストレスを正確に把握するには、「なんかイライラするなぁ」や「上司には頭に来る」ぐらいの認識では意味がありません。例えば上司に怒られてイラっとしたときなどは、

- **いまのイライラや不安は100点満点で何点だろうか？**
- **このストレスは、過去のものとくらべて何%ぐらい辛いだろうか？**

といったレベルまで考える必要があります。始めにこの作業をしないと、せっかくのストレス解消法が無意味になってしまうのです。

考えてみれば当然でしょう。自分の体重を知らずにダイエットをする人はいませんし、貯金をしたいのに毎月の出費額がわからなければ話になりません。どんなことでも、**現状を正確につかまえるのが最優先**です。

ところが、なぜか「ストレス対策」に関しては、最初に現状を把握しようとする人はほとん

どいません。現代では、あまりにもストレスが普通の感覚になり、そもそも「ちゃんと気づこう」という発想にならないのでしょう。

そこで本書では、まず「**正しいストレスの気づきかた**」をお伝えします。

その目的は、自分のストレスを正確に把握して、後でご紹介する数々のテクニックのなかから、**あなたにとって本当に効果が高いものを自分で選べるようになる**こと。そうすれば、たんなるその場しのぎでは終わらない、あなただけの「超ストレス解消法」を身につけられるはずです。

Point

まずは自分のストレス度を正確に把握するのが第一歩。これなしではストレス解消法の効果が激減してしまう。

Fix 1 ストレスサーモメーター

自分のストレス度をつかむために、もっともお手軽なのが「**ストレスサーモメーター**」。心理カウンセリングの世界でも使われる、定番のテクニックです。

方法は簡単で、次ページのような架空の温度計を見ながら、「いまのストレスは何点だろう？」と採点してください。「過去にも味わったことがないストレス」が10点で、「まったく何のイライラも不安もない」なら0点です。

「主観で決めて大丈夫なの？」と思われるかもしれませんが、これがバカにできない精度を持っています。

アメリカで行われたある実験では、学生たちに自分のストレスを10点満点で採点させたところ、数十問で構成された大がかりなストレス診断を受けた場合と、さほど結果は変わり

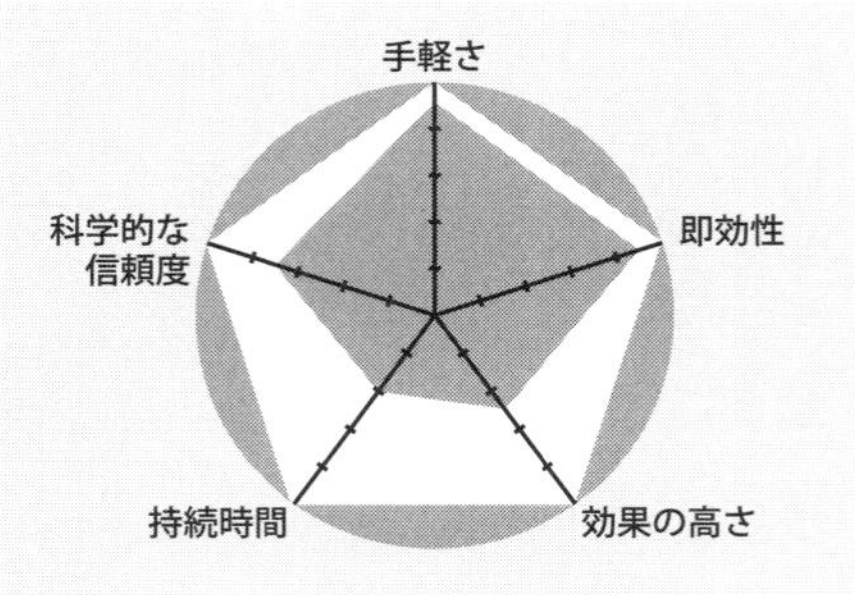

［ ストレスサーモメーター ］

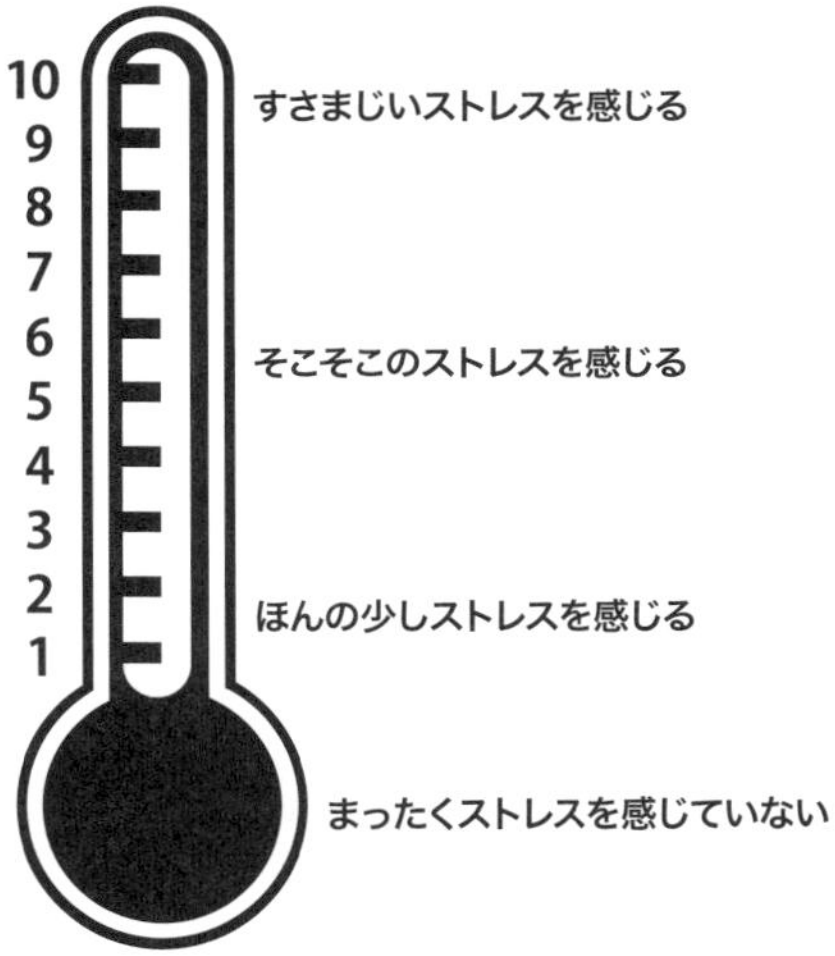

ませんでした(※2)。とりあえず、**大まかに現状をつかむには十分**でしょう。

　また、このテクニックが良いのは、**ストレスに点数をつけただけでも、ある程度イライラ解消の効果が得られる**ところです。

「なんだかイライラする……」と思うだけではどうすればいいのかわかりませんが、数字で示されると「いまは7点だから、せめて4点ぐらいには下げよう」といった明確な指針ができます。その安心感が、心にゆとりを生むのです。

「コレステロールが高めです」と言われるより、「基準より10％高いです」と言われた方が安心するでしょう。それと同じです。

Fix

2 PSS4（パーシーブド・ストレススケール4）

「PSS4」は、自分のストレスにどれだけちゃんと気づけているか？を測るために開発されたテストです。

ストレス研究の世界では定番の手法で、このテストの数値が悪いほど禁煙に失敗したり、風邪を引きやすくなったり、うつ病に苦しみやすくなったりと、さまざまな問題が起きやすくなることがわかっています（※3）。

本来は10個の質問に答えていくのですが、近年の研究によれば、**たった4つの質問に答えるだけでも十分にストレスを把握できる**とのこと。非常に手軽で正確性が高いテストです。

できれば、1カ月おきに「PSS4」に答えて自分のストレス度を記録し、それと同時に、本書でお伝えするストレス対策法を実践してみて、長いスパンでどれだけストレスレベルが変わっていったかをチェックしていくといいでしょう。

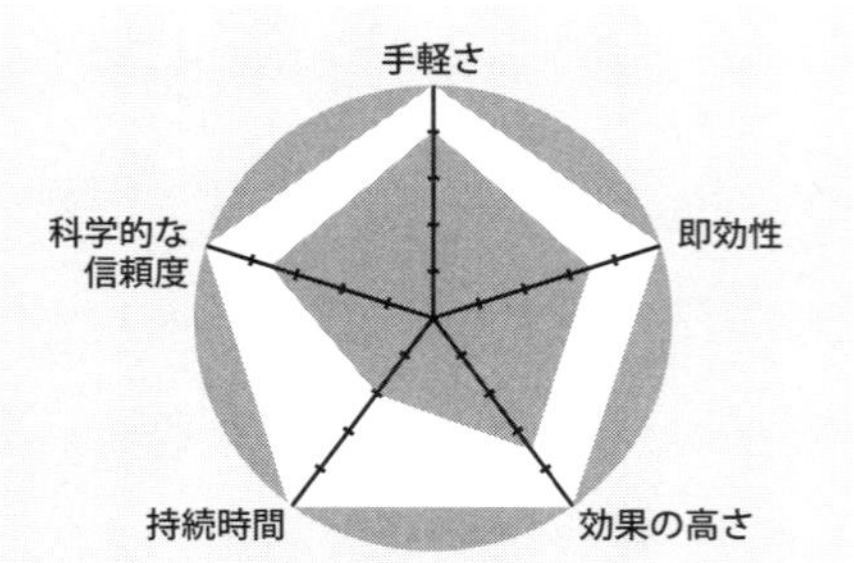

【 PSS4 】

1 この1カ月で、人生の大きな問題をコントロールすることができないと、どれぐらい感じましたか？

□ 一度もない □ ほとんどない □ 時々ある □ よくある □ とてもよくある

2 この1カ月で、個人的な問題をうまく処理する能力があると、どれぐらい感じましたか？

□ 一度もない □ ほとんどない □ 時々ある □ よくある □ とてもよくある

3 この1カ月で、人生がうまく進んでるなあとどれぐらい感じましたか？

□ 一度もない □ ほとんどない □ 時々ある □ よくある □ とてもよくある

4 この1カ月で、困難が山積みになって乗り越えるのが無理だと、どれぐらい感じましたか？

□ 一度もない □ ほとんどない □ 時々ある □ よくある □ とてもよくある

採点方法

質問1と4
0=一度もない
1=ほとんどない
2=時々ある
3=よくある
4=とてもよくある

質問2と3
4=一度もない
3=ほとんどない
2=時々ある
1=よくある
0=とてもよくある

上記のスコアに従ってすべての点数を合計する。合計点が16に近いほどストレス度は高いと考えられる。

Fix 3

ストレス・シンプトム・スケール

自分のストレスについて、もう少し細かく全体像をつかみたいときは「**ストレス・シンプトム・スケール**」を使いましょう。不安やうつの治療現場などでも使われる「ストレス採点表」で、多くの研究で正確性が報告されています(※4)。

具体的な方法は次ページの通り。ストレスに悩む人に起きやすい症状や行動がまとめられており、すべて採点すれば、自分のイライラや不安を客観的にとらえ直せます。2〜4週間おきに採点して、ストレスの変化を見ていくといいでしょう。

この作業を続けると、やがて「自分はストレスで頭が痛くなるのだな……」「つい食べ過ぎてしまうのだな……」などと理解できるようになります。自分の症状がつかめるようになったら、4章で紹介する「超時短メンタルトリック」から、あなたに合ったものを実践してみてください。

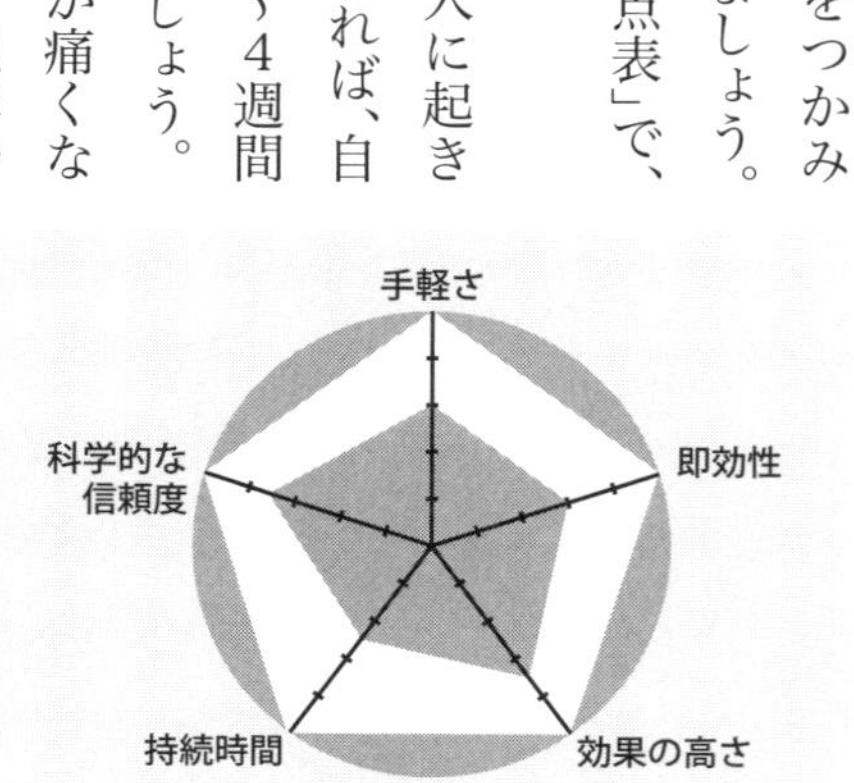

[ストレス・シンプトム・スケール]

過去2週間のあいだに、リストのような症状がどれだけ起きたかを思い出して採点する。採点の基準は次の4段階。

0＝まったくない　1＝時々　2＝しばしば　3＝とても多い

[ストレス症状]	[点数]	[ストレス症状]	[点数]
疲労感の増加	＿＿	希望がないような感覚	＿＿
心臓のドキドキ感	＿＿	酒の飲み過ぎ	＿＿
脈拍の増加	＿＿	タバコの吸いすぎ	＿＿
汗の量が増えた	＿＿	お金のムダ使い	＿＿
呼吸スピードの増加	＿＿	市販薬の使いすぎ	＿＿
首、肩、腰の痛み	＿＿	ガッカリした気分	＿＿
アゴのこわばり	＿＿	緊張感・不安感の増加	＿＿
肌の赤み・皮膚の発疹	＿＿	イライラ感の増加	＿＿
頭痛	＿＿	くよくよした考え	＿＿
手足が冷たい	＿＿	じれったい気持ち	＿＿
胸が締め付けられる感覚	＿＿	落ち込んだ感覚	＿＿
吐き気	＿＿	性的関心の減少	＿＿
下痢または便秘	＿＿	怒りの増加	＿＿
胃の不快感	＿＿	よく眠れない	＿＿
爪を噛む	＿＿	もの忘れ	＿＿
顔や手足のけいれん	＿＿	嫌な記憶を思い出す	＿＿
ドライマウス・呼吸困難	＿＿	落ち着かない感覚	＿＿
風邪を引く回数の増加	＿＿	集中できない	＿＿
イキイキした感覚の低下	＿＿	急に泣いてしまう	＿＿
食べ過ぎ	＿＿	仕事を休みがちになる	＿＿

すべての点数を合計し、以下の基準で判断する。

0〜19＝平均より下のストレス　20〜39＝平均的なストレス
40〜49＝やや平均より上のストレス　50以上＝危険なレベル

Fix 4 ボディスキャン

普段から激しいストレスを感じている人は、**自分の身体が発する異状のサインに気づけない**ことがよくあります。あまりにもストレスが日常化したせいで、感覚がマヒしてしまったからです。

この状態だと、本当は全身が悲鳴を上げているにもかかわらず、「いや、自分はストレスなど感じていない！」と思い込んでしまいがち。そのまま放っておけば、いつしかダムが決壊することになります。

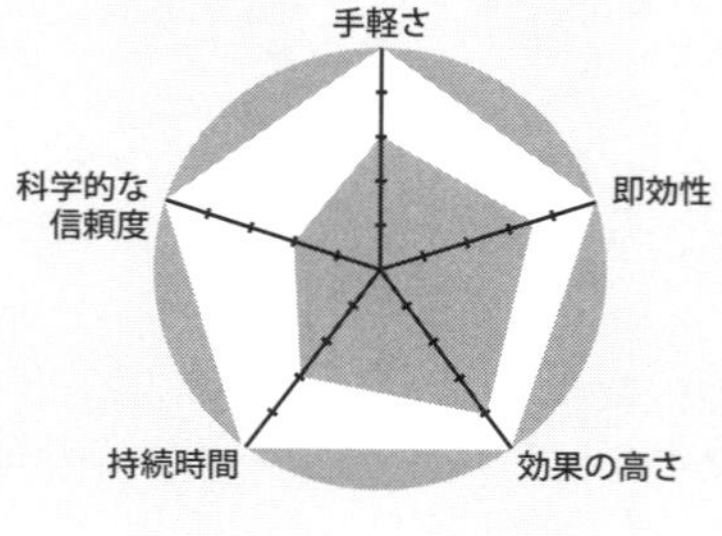

◉ボディスキャンを実践する4ステップ

そんな人におすすめなのが、「ボディスキャン」というテクニック。昔から心理療法の世界で広く使われてきた手法で、**身体の異状サインに気づくにはベストのツール**です。次のような手順で実践してください(※5、6)。

ステップ1　リラックス

まずはジャマが入らない場所に横たわり、そのまま数秒だけ何もせずにリラックスします。

ステップ2　頭のスキャン

続いて、自分の頭に意識を向け、パーツごとに「緊張していないかどうか?」をチェックしていきます。「眉間にシワを寄せていないか?」「アゴに力が入っていないか?」「頭のてっぺんに強張りがないか?」など、細かく自分の状態をスキャンしてみましょう。

ステップ3　上半身のスキャン

頭のスキャンが終わったら、今度は上半身の各パーツに意識を

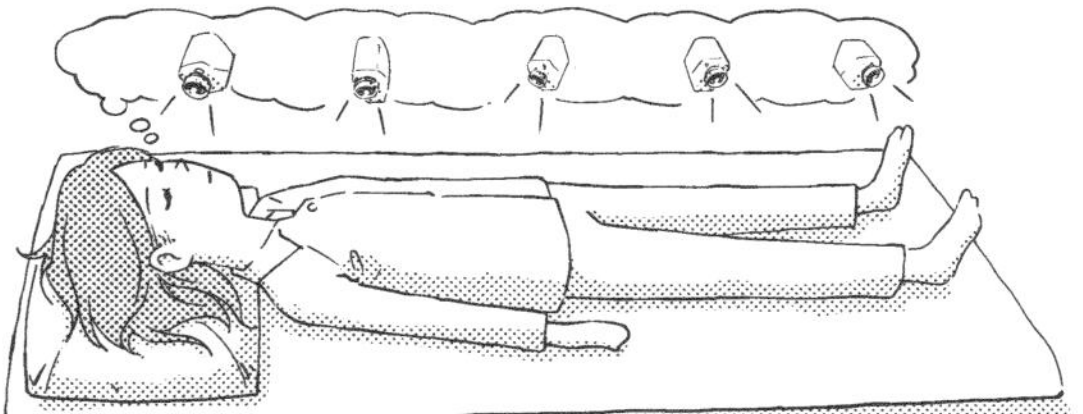

向けていきます。「肩の力は抜けているか？」「腕に緊張感はないか？」「お腹に不快感はないか？」など、こちらも細かくパーツをチェックしてください。

ステップ４　下半身のスキャン

最後に下半身です。「太ももやふくらはぎに圧迫感はないか？」「つま先を丸めていないか？」などをスキャンしてください。

「ボディスキャン」は細かく行うほど効果が高くなりますが、最初のうちは、**眉間、アゴ、首、腕、胸、腹部、太もも、ふくらはぎ、つま先の計９点をスキャン**すれば構いません。何度か実践するうちに、１分とかからず身体の緊張感に気づけるようになるはずです。ストレスの自覚がない方は、試しにチャレンジしてみてください。

Point

ストレスに慣れすぎると身体の異変に気づけなくなる。ボディスキャンで自分の緊張感を探し出してみよう！

Fix 5 ストレスダイアリー

「ストレスサーモメーター」(22ページ)や「PSS4」(24ページ)に慣れてきたら、ぜひ「ストレスダイアリー」に取り組んでみましょう。その名のとおり、自分がどんなストレスを感じたかを日記に記録していく方法です(※7)。

これまでのツールにくらべて難易度は上がりますが、ストレス解消の効果はかなり上。これまでも大量の研究で不安やイライラの減少効果が実証されており、とても信頼度の高いテクニックです。

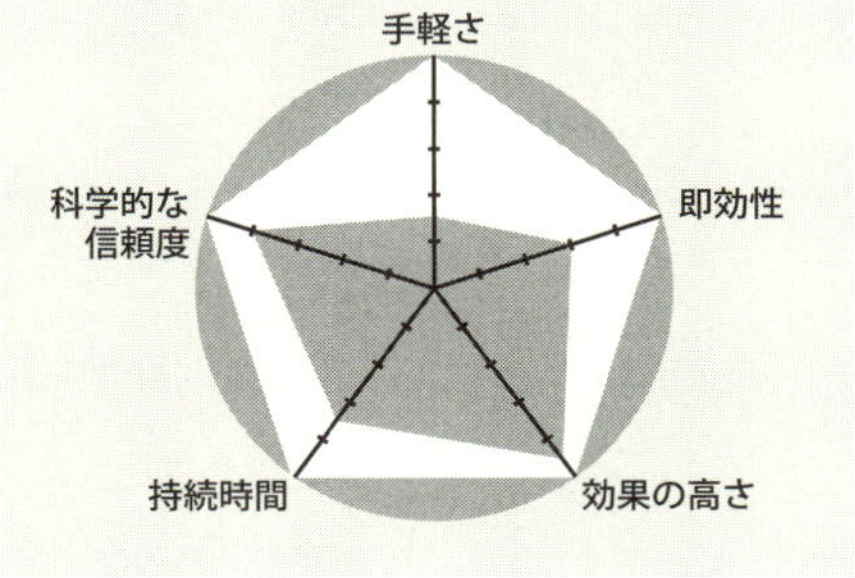

◉ストレスを家計簿のように記録しよう!

先にもお伝えしたとおり、私たちは自分のストレスにちゃんと気づけない傾向があります。

[ストレスダイアリーのフォーマット]

日付＿＿＿＿＿＿＿＿＿＿

時間	ストレスレベル	持続時間	状況	トリガー	リアクション

筆者のサイト（http://yuchrszk.blogspot.jp/p/stress.html）から
フォーマットをダウンロードできる。

「なんかムカつく……」や「また同僚に無視された……」といった小さなストレスが積み重なり、少しずつ感情のセンサーが鈍化。やがて積もったストレスに慣れきってしまい、いかに自分が辛いのかすら察知できなくなるのです。このタイプのストレスは、いわば生活習慣病のようなものだと言えるでしょう。

そこで、「ストレスダイアリー」の出番です。日々のストレスを記録して、**自分の心の負担を客観的につかんでいく**のが目的になります。

これは、家計のやりくりには家計簿が欠かせないのと一緒です。いつどんな場面でお金を使ったのかがわからなければ、貯金の対策も立てようがありません。同じように、まずは**心の負債を把握するのが正しいストレス解消への道**です。

◉ストレスダイアリーの正しい書き方

多くの心理療法では、前ページのようなフォーマットを使って日々のストレスを記録していきます。なにかストレスを感じたら、シートに以下の情報を記入していってください。

- **時間**：ストレスを感じた時間を記入します。
- **ストレスレベル**：ストレスの度合いを0～10点の範囲で書き込みます。0点が「最悪のストレス」で、10点が「これまで味わったことがないぐらいのリラックス感」です。
- **持続時間**：ストレスを感じた時間の長さを記入します。
例：「10分間」「午後いっぱい」「1日中」など

[　ストレスダイアリーの記入例　]

日付＿＿＿＿＿＿＿＿

時間	ストレスレベル	持続時間	状況	トリガー	リアクション
10時	5	40分	上司に資料の作り方を注意された	前にも言われたことを直さなかった	気分が沈んで首あたりがチクチク痛んだ
13時	3	10分	忙しくて昼飯を食べられなかった	昼前の作業が終わらなかった	作業の多さを呪った。あと軽い怒り
18時	8	午後ずっと	今週末が締め切りの作業が全然終わらない	仕事をずっと先延ばしにしてた	軽いパニック状態で、仕事の多さに激しい怒り
20時	4	1時間	忙しいのに友人から長電話が……	仕事のイライラと合わさってストレス激増	「こいつ空気読まないな」という気持ちがグルグル
22時	2	20分	夜のニュースでヒドい事件を見た	特になし	「世の中ヒドいことばかり」と思って軽い頭痛

・**状況**：ストレスを感じた時の環境、場所、原因になった人などを記入します。

例：「鍵をかけずに家をでた」「上司から大量の仕事を指示された」「気温が寒すぎる」など

・**トリガー**：前項の「状況」がストレスを引き起こした理由を書き出します。

例：状況「鍵をかけずに家をでた」→トリガー「昨日、帰宅してソファに鍵を放置してしまった」。状況「気温が寒すぎる」→トリガー「天気予報を確認せずに家を出た」など

・**リアクション**：ストレスを感じた時に、あなたがどのような感情、または思考を抱いたかを記録します。

例：「なんて俺はドジなんだ！と思った」「あの上司は部下のことを何も考えていない！」「早く暖かくならないかなぁ……と感じた」など

日記を書くタイミングはいつでもＯＫですが、基本的には、夜眠る前に行ったほうがいいでしょう。

66ページでくわしくお伝えしますが、日中の不安やイライラを夜中にすべて書き出しておくことで、たんにストレスを記録できるだけでなく、**心の負担を軽くする効果まで得られます**。家計簿をつけると現在の支出が正確に把握でき、なんとなく安心感が生まれるようなものです。

◉ストレスダイアリーを使いこなそう！

「ストレスダイアリー」をうまく使うには、まずは最低でも2週間は記録を続けてください。

データが溜まれば溜まるほど、あなたにとって最適なストレス解消法を選びやすくなります。

溜まったデータは、次のような使い方をしてみてください。

1　ストレスランキングを作る

まずは、日記をもとに「ストレスランキング」を作るのが基本です。

・日記に何度もくり返し出てくるストレス
・特に心の負担が大きかったストレス

このどちらかを選んで、上位トップ5を並べてみましょう。このランキングが、あなたが取るべきストレス対策の指針になります。

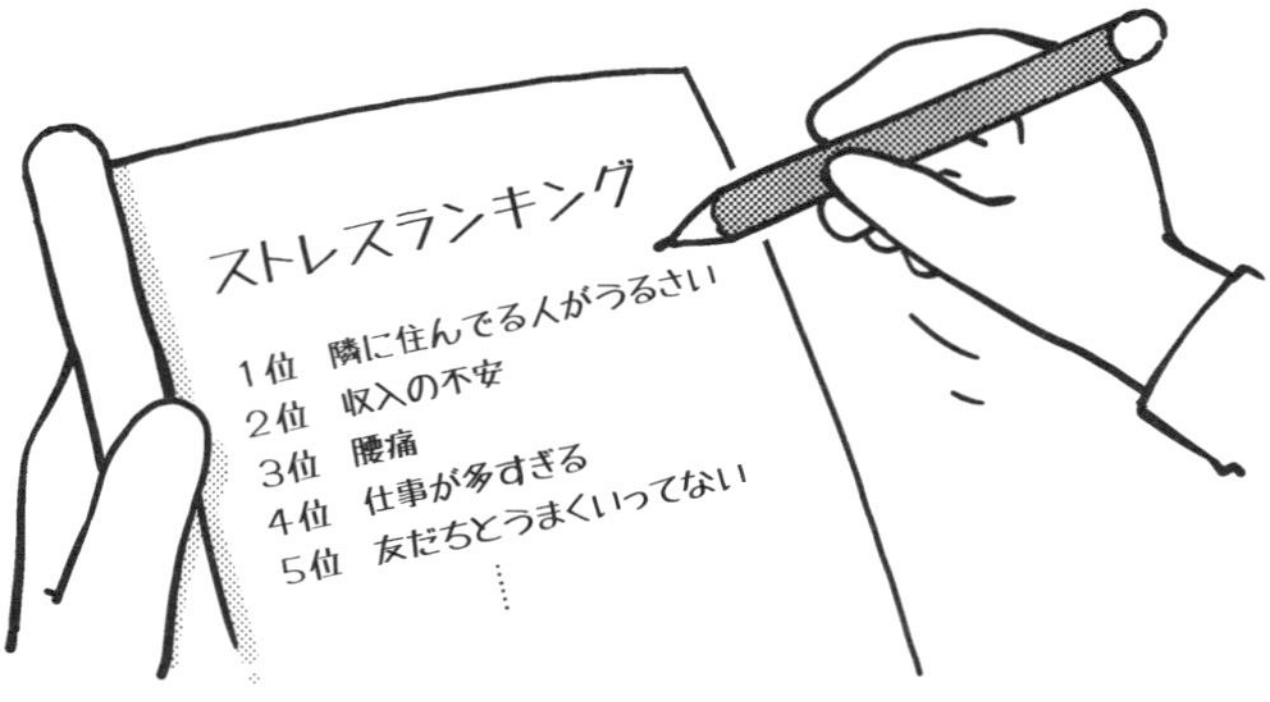

2 ランキングを見て「解決したいストレス」をひとつ選ぶ

日記を作ったら、次は自分がもっとも解決したいストレスをひとつだけ選びましょう。ランキングの1位を選ぶのが一般的ですが、もちろん下位のストレスから取り組んでも構いません。ここは直感にしたがってください。

大事なのは、あくまで「ひとつだけ」のストレスを選ぶこと。一気に大量のストレスに取り組むと、効率が激減してしまいます。

3 ストレス対策の方針を決める

続いて、あなたが「もっとも解決したいストレス」を見ながら、次のように自分に問いかけてみましょう。

・このストレスは、「環境」さえ変えれば解決するだろうか？

たとえば、「会社がブラックで……」というストレスがあった場合、退職して「環境」さえ変えてしまえば一発で解決するかもしれません。「隣人が嫌な人で……」というストレスも、引越しで「環境」を変えれば問題は消えます。「環境」の変化でストレスが消えるなら、単純に行動を起こすべきです。

しかし、現実的には、そう簡単に事態を解決できないケースのほうが多いはず。お金に余裕がなければ引越しはできませんし、たとえブラック企業でもしがみつかねばならないかもしれません。「気温が寒くてイライラする」のがストレスだった場合は、そもそも手出しすらできないでしょう。

いかにも当たり前のようですが、**多くの人は、意外とこの区別をハッキリさせません**。自分では何もコントロールできない状況に抵抗してみたり、逆に「環境」さえ変えれば解決するのに行動を起こさなかったり……。まさに労力と時間のムダです。

もし、あなたのストレスが「環境」を変えても意味がないようであれば、第2章からお伝えする様々な対策が必ず役に立ちます。本書を有効に使うためにも、まずはこの点を見極めてください。

4　コーピング・レパートリーを作る

ここまで来たら、あなたに最適なストレス解消法を選ぶだけです。本書で紹介する数々のテクニックから「試してみたい！」と思ったものを選び、**紙やスマホに好きなだけリストアップ**してください。そして、そのリストをつねに持ち歩き、ストレスを感じたらすぐにチェックしましょう。

たとえば、「また仕事でミスした。私はダメな人間だ……」と思ったらすかさずリストを取り出し、「どの方法を試してみようか？」と考えてみます。**ロールプレイングゲームで回復アイテムを選ぶような感覚**で、あくまで楽しみながら試してください。

この手法は、心理療法の世界で「コーピング・レパートリー」と呼ばれるもの。自分に適したストレス解消法を事前にリスト化しておき、いざという時にすぐ使えるようにしておくテクニックです。

「コーピング・レパートリー」については、第5章でさらにくわしい使い方を紹介しますので、合わせて参考にしてください。

Point

日記はストレス解消の基本中のキホン。まずは2週間続けて自分のストレス傾向を把握しよう！

Fix

6 ＯＵＲＡ ＲＩＮＧ（オーラリング）

ストレスを自分でチェックするのがめんどうな場合は、デジタルガジェットを使うのも手です。

「ＯＵＲＡ　ＲＩＮＧ」はフィンランドで生まれた指輪型のガジェットで、指にはめた状態で使います。指輪の内側には血流を測るセンサーが内蔵されており、ユーザーの活動量、睡眠の質、ストレスレベルなどを計測。自動でスマホに記録を残し、毎日のストレス度の変化をグラフで表示してくれます。

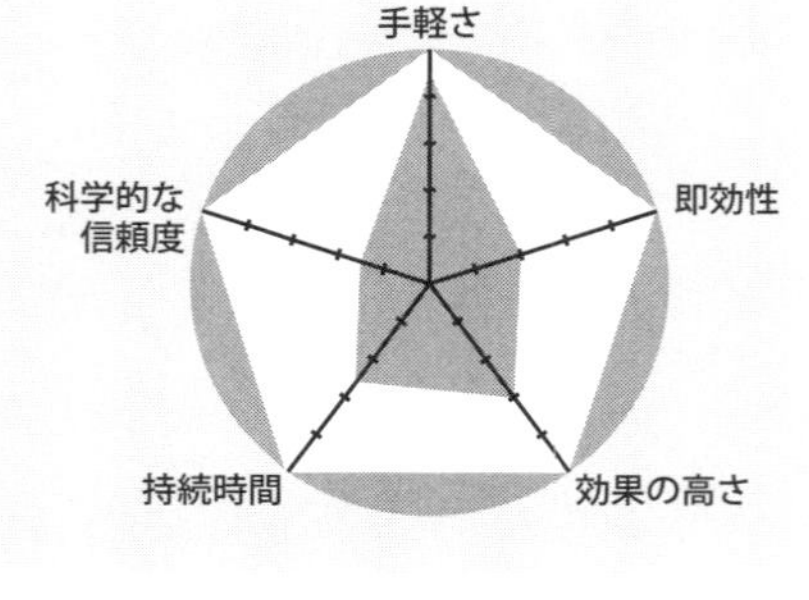

このガジェットがおもしろいのは、**ストレスの測定に「心拍変動」を使っている**点です。これは、心臓が1回ドクンと動いたら、次にまたドクンと動くまでの時間のこと。近年の研究により、この心拍変動が**私たちのストレスを正確に反映している**ことがわかってきました。これまでは大がかりな心電図

[OURA RING]

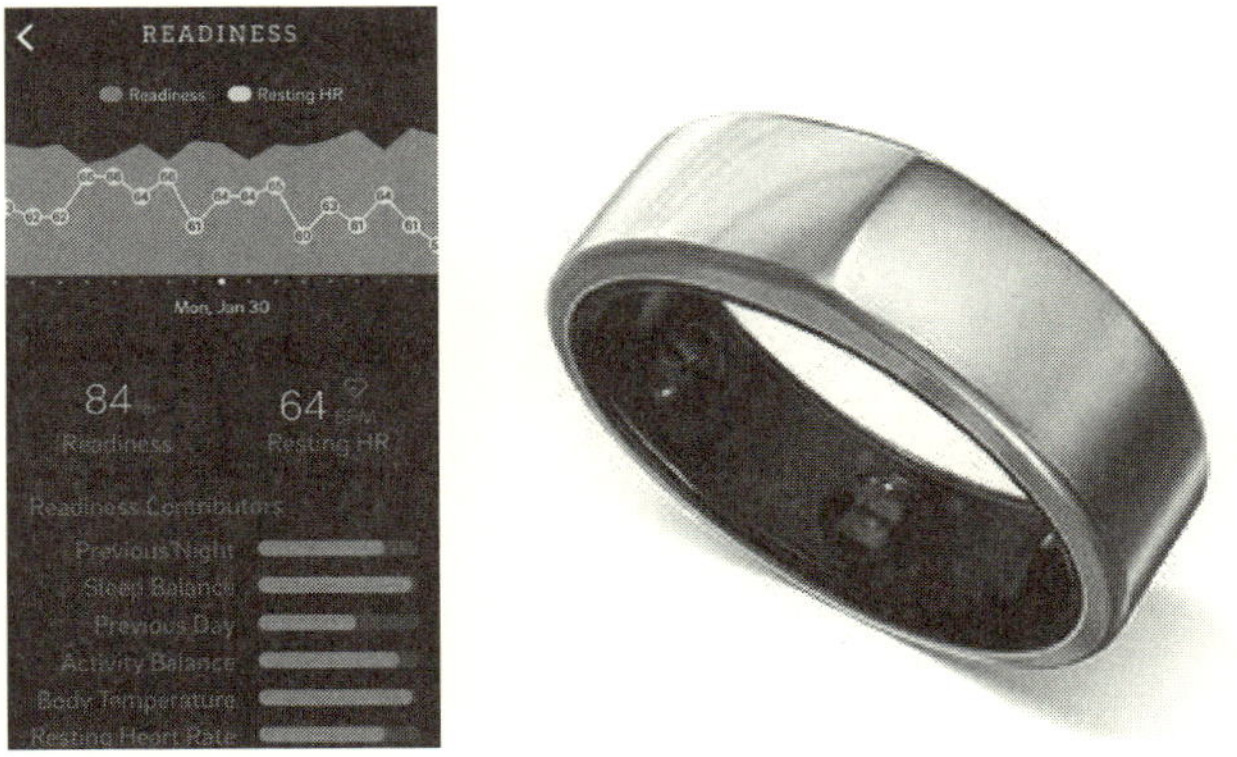

毎日のストレスレベルをスマホに記録し続けてくれる
公式サイト（https://ouraring.com/）で購入可能。299ドル〜

で測るのが普通でしたが、「ＯＵＲＡ ＲＩＮＧ」の登場により、手軽で正確なストレス測定が可能になったわけです。

また、この手のアイテムは科学的な根拠に乏しいケースがよくありますが、「ＯＵＲＡ ＲＩＮＧ」に関しては、２０１７年にスタンフォード大学が、計測の正確性を確かめる研究を実施（※８）。「ＯＵＲＡ ＲＩＮＧ」は他のウェアラブルデバイスよりも計測の精度が高いとの結論を出しています。

新しいデバイスなので研究の積み重ねは必要ですが、「なるべく手間がかからずストレスチェックを自動化したい！」という方には最適でしょう。

第2章

どうしてもあなたのストレスが減らない3つの根本原因

Introduction

ストレスの3つの根本原因を押さえて不安とイライラを根こそぎ解決！

まえがきでは、ストレスを大きく3つに分けてご紹介しました。短期間だけイライラが続く「ショートストレス」、短い心の負担をくり返す「ループストレス」、そしてメンタルのダメージが慢性化した「ロングストレス」です。

そこで本章では、まずあなたの人生に多大な悪影響を与える「ロングストレス」に焦点を当て、**あなたが抱えるメンタルの負担を根本的に治療していく**方法をご紹介します。

というのも、慢性化したストレスを解消しようと思ったら、カラオケやマッサージのような方法では、その場しのぎにしかなりません。一時期にスッキリした気分にはなるでしょうが、根本的な原因を叩かない限りは、また同じようなストレスに苦しむことになってしまいます。

高血圧や糖尿病のような生活習慣病には薬を使っただけでは不十分で、食事や運動の改善による根本治療が欠かせないのと同じです。

◉激しいストレスを引き起こす3つの根本原因

それでは、あなたのストレスが解消されない理由は何でしょうか？ ズバリ、「**ストレスの根本原因**」は次の3つです。

根本原因 1
思考のアンバランス
考え方の偏りがもたらすストレス

根本原因 2
栄養のアンバランス
不摂生な食事がもたらすストレス

根本原因 3
受容のアンバランス
人生のリアルを受け入れないストレス

それぞれの内容については後述しますが、いずれも現代人にはおなじみのもの。すべてを解決しなければ、いつまでたってもストレスは改善されません。

もちろん、生活習慣病の改善には時間がかかるように、ストレスの根本治療にも長い時間が必要になります。その時間は人によって大きく違いますが、短い人で最低でも2カ月、慢性的なストレスが深刻な場合は1年以上をみたほうがいいかもしれません。さらに、ストレス対策は「1回やれば終わり」といったものではなく、**日常的なライフスタイルとして定着させていく必要**もあります。

なんとも大変な作業ですが、それだけに正しいストレス対策を身につけた時の効果は絶大。ストレスに押しつぶされるのではなく、逆にストレスを使いこなし、ひいては人生もコントロールできるようになるでしょう。

Point

その場しのぎのストレス対策ばかりに頼らないように、まずは3つの根本原因を叩くべし！

根本原因 1

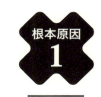

思考のアンバランス

◉事実にもとづかない思考が激しいストレスを引き起こす

ストレスの根本原因のひとつめは、「思考のアンバランス」です。これは、**あなたの考え方や物の見方に偏りがある状態**を意味しています。

たとえば、「仕事で大きなミスをした！」という場面があったとしましょう。この時、あなたの中にはどんな思考が浮かぶでしょうか？


「自分はなんてドジなんだ！」

「いつも失敗ばっかりだ！」

「どうせ次もうまくいかないだろうな……」

「こんなに仕事ばかりさせる会社は最低だ！」

自分を責めるか他人を責めるかの違いはあれど、目の前の状況に対して何らかのジャッジを行うケースが多いはずです。

しかし、これらの反応が問題なのは、**いずれの思考も客観的な事実にもとづいていない点**です。

たとえば、あなたが「自分はいつも失敗している」と考えたとしても、本当に１００％の確率でミスをしていたら、まともに社会生活は送れないはず。現実的には、失敗もあれば成功することもあるでしょう。

「どうせ次もうまくいかないだろうな……」と考えた場合も同様です。仕事をミスした時点では、それはただの予測に過ぎず、やはり明確な根拠はありません。

ここでハッキリ事実だと言えるのは、**「あなたがミスをした」という現象のみ**。となれば、根拠のない思考にとらわれるのではなく、ミスが起きた原因を突き止めて再発の防止に努めるしか最適な行動はないでしょう。

◉こんな思考のアンバランスが危ない！

これが、「思考のアンバランス」です。**明確な裏づけもなしに物事を決めつけてかかり、そのせいで大きなストレスが発生する現象**を指しています。

心理学の世界では様々なタイプの「思考のアンバランス」が確認されており、その数は優に100を超えます。代表的な例をご紹介しましょう。

1　個人化：なんでも自分のせいだと考える思考。

例：「自分のミスでプロジェクトが失敗した！」

2　外部化：なんでも他人や環境のせいだと考える思考。

例：「すべて親の育て方が悪かったせいだ！」

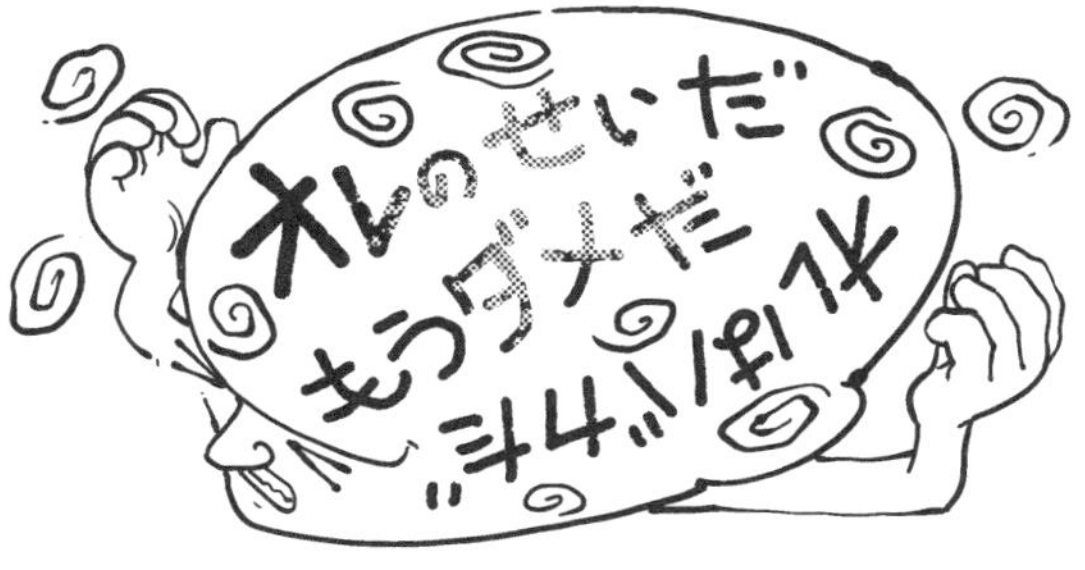

3　読心：他人が思っていそうなことを勝手に推測する。
例：「この人はわたしを嫌っている！」

4　ラベリング：他人や自分にレッテルを貼る思考。
例：「俺はバカだ！」「あいつは最低だ！」

5　白黒思考：なにごとも良いか悪いか決めないと気が済まない。
例：「ダイエットに失敗したら負け犬だ！」

誰にでも思い当たる節があるものばかりではないでしょうか？　このような反射的な決めつけが、あなたに大きなストレスを与えていくのです。

◉思考のアンバランスは、修正に成功した時の効果が絶大

残念ながら、**「思考のアンバランス」には特効薬がありません。**

これらの思考は、**長年の習慣で身についた「脳の癖」**のようなものです。猫背を治すには意識して姿勢を変え続けなければならないのと同じで、「思考のアンバランス」も根気よく修正していく必要があります（※9）。

やや長い道のりにはなりますが、**それだけに成功した時の効果は絶大**。これから紹介するテクニックをコツコツと積み重ねて行けば、あなたはどんなストレスにも負けない無敵のメンタルを手に入れることができるでしょう。

Point

根拠のない決めつけ思考がストレスの最大原因
まずは自分の思考の癖を修正していこう！

Fix 7

自動思考キャッチトレーニング

「自動思考キャッチトレーニング」は、**思考のアンバランスを解消するのにもっとも有効なテクニック**です。

おもに「認知行動療法」というセラピーで使われる手法で、その効果は科学の世界でも折り紙つき。5086人を調べた2017年の大規模な分析でも良い成績が出ており、うつ病や不安などのストレス改善に大きな効果が示されました(※10)。思考のアンバランスを正したい時に、まずやるべき一手だと言えるでしょう。

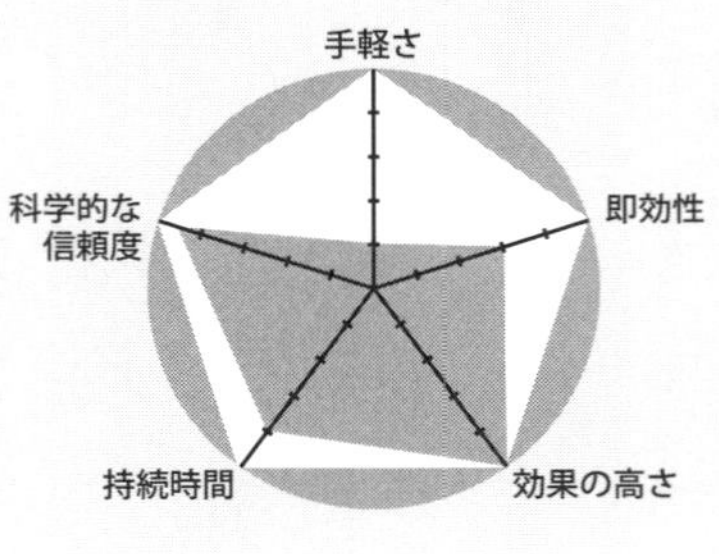

Fix 8

自動思考について学ぼう!

「自動思考」は、あなたの意思とは無関係に、**ふと頭の中に浮かび上がってくる思考やイメー**

ジのことです。「今日はいい天気だなぁ」や「あれ？ あの人どこかで見たな？」など、このようなことを誰でも1日のうちに何度も考えるはず。これが「自動思考」です。

もちろん、ポジティブな「自動思考」なら何の問題もありません。「いい天気だ」という思考がメンタルに害をおよぼすとは考えられないでしょう。

ところが、ふと**頭に浮かんだ思考のバランスが悪かった場合、メンタルは大きなダメージを受けます**。

- 自分は誰からも好かれないのだ
- 面接に失敗したら人生は終わりだ
- すべては社会が悪いのだ……

そんな思考が反射的に頭をよぎり続け、どんどんあなたにストレスを与えていくのです。

また、「思考のアンバランス」は人によって違いが大きいため、何の変哲もない考えが問題を起こすこともあります。「今日はいい天気」だなという思考の後に、「こんないい日に自分はムダな時間を過ごしている…」といった考えが続けば、やはりメンタルには悪影響が出てしまいます。「思考のアンバランス」がある限り、どのような考えでも毒になり得るわけです。

「自動思考」が恐ろしいのは、ほとんどの人は**自分がどんなことを考えたのかすら意識していない**点です。人間にとって脳内の思考やイメージは当たり前すぎる現象なので、それがどれだけ破壊的な内容だったとしても、すぐに忘れてしまいます。

しかし、マイナスの「自動思考」によって起きたダメージは、無意識のうちに心の奥底に蓄積され、やがて大爆発をおこすことに。いったんこの状態に陥ってしまうと、糖尿病や高血圧と同じように、元の状態に復帰するのは難しくなります。

そんな悲劇が起こる前に、あらかじめ対策を講じておくのが大事なポイントです。つね日ごろから、「自動思考」にアンバランスが起きていないかどうかを点検し、精神のメンテナンスを行いましょう。

それでは、自分でも気づかない「自動思考」を意識するにはどうすればいいのでしょうか？具体的なトレーニング法をご紹介します。

Fix 9 シンプル・ソート・レコード

初心者にまずおすすめなのが、「シンプル・ソート・レコード」です。３つのコラムで構成されたシートで、何か大きなストレスを感じたら、その時にどんな思考が頭に浮かんだかを記録していきます(※11)。

書き込む内容は、以下の３つです。

・**状況**：あなたにストレスを与えた人、場所、時間などを書き込みます。
例：「道ばたで友人を見かけたので声をかけたが無視された」「急に知らない人からニラまれた」など

・**感情**：ストレスを感じた時に、どんな感情を抱いたかを書き込んで、それぞれの割合をパーセントで採点します。
例：「悲しさ20％、怒り50％」「納得いかない気持ち60％」「虚無感１００％」など

［ シンプル・ソート・レコード ］

日付＿＿＿＿＿＿＿＿＿＿

状況	感情	思考またはイメージ

筆者のサイト（http://yuchrszk.blogspot.jp/p/stress.html）からフォーマットをダウンロードできる。

・**思考またはイメージ：**ストレスを感じた時に、どんな思考やイメージが頭に浮かんだかを書き込みます。

例：「自分が何か悪いことをしただろうか……」や「失礼な相手に怒鳴り散らす自分のイメージ」など

「シンプル・ソート・レコード」は、自動的に浮かぶ思考を意識するための基本的なトレーニングです。すべてのストレスを記録する必要はないので、寝る前などに「今日いちばん不快だった体験はなんだろう？」と自分に問いかけて、1日に最低でも1枚のシートを作るようにしてください。

［ シンプル・ソート・レコードの記入例 ］

日付＿＿＿＿＿＿＿＿＿＿

状況	感情	思考またはイメージ
道ばたで友人を見かけたので声をかけたが無視された	納得いかない気持ち60％ 切ない感覚30％	「何か悪いことをしたか…」と思った
上司から急に怒られた	ムシャクシャ100％	「あんなやつ上司失格だ」と思い、上司を殴る想像
飼っていたペットが病気に	悲しみ50％ 焦り50％	ペットが弱っていくイメージが止まらない
急に知らない人からニラまれた	虚無感100％	失礼な相手に怒鳴り散らす自分のイメージ

「自動思考」の記入は最低でも1日1回ずつ、
14日間は続けてみたほうが良い。

記録する期間は最低でも14日間。この作業を続けると、**少しずつ自分の思考のアンバランスがわかるようになっていきます**。

「他人から無視された時に、過剰に自分が原因だと思い込みやすいんだな」や「上司から怒られると、いつも周りのせいにしているな」など、ストレスの原因がハッキリと見えてくるのです。

あくまで基本的なトレーニングですが、「思考のアンバランス」に気づいただけでもストレスの解消効果は大。毎日のイライラは一気に減るでしょう。

Fix 10 ケース・フォーミュレーション

「シンプル・ソート・レコード」に慣れたら、ぜひやっていただきたいのが「ケース・フォーミュレーション」です。やや手間は増えますが、さらにくわしく自分の「自動思考」を掘り下げられるため、ストレス解消の効果も大きくなります(※12)。

何か嫌なことがあったら、次ページのシートを埋めてください。「状況」、「思考」、「感情」は「シンプル・ソート・レコード」と同じ要領で書き込み、残りの2つは次のように記入します。

- **行動：**ストレスに対してあなたがどんな行動を取ったかを書き込みます。

例：「なにもせずじっと耐えた」「深呼吸をした」「壁を殴った」など

- **身体感覚：**ストレスを感じた時に、あなたの体に起きた変化を書き込みます。

例：「呼吸が浅くなった」「頭が痛くなった」「胸が圧迫された感じ」など

[ケース・フォーミュレーション]

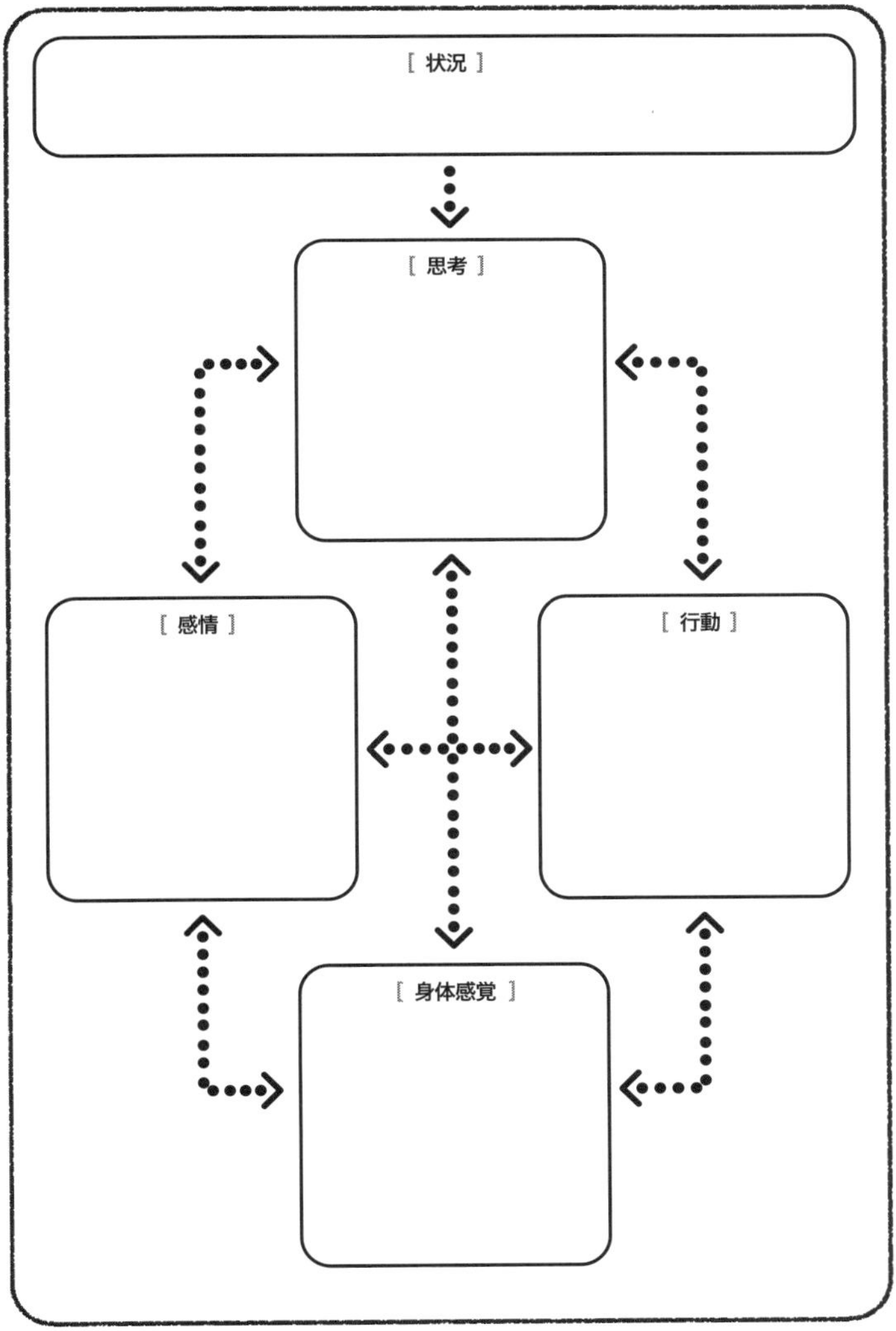

[ケース・フォーミュレーションの記入例]

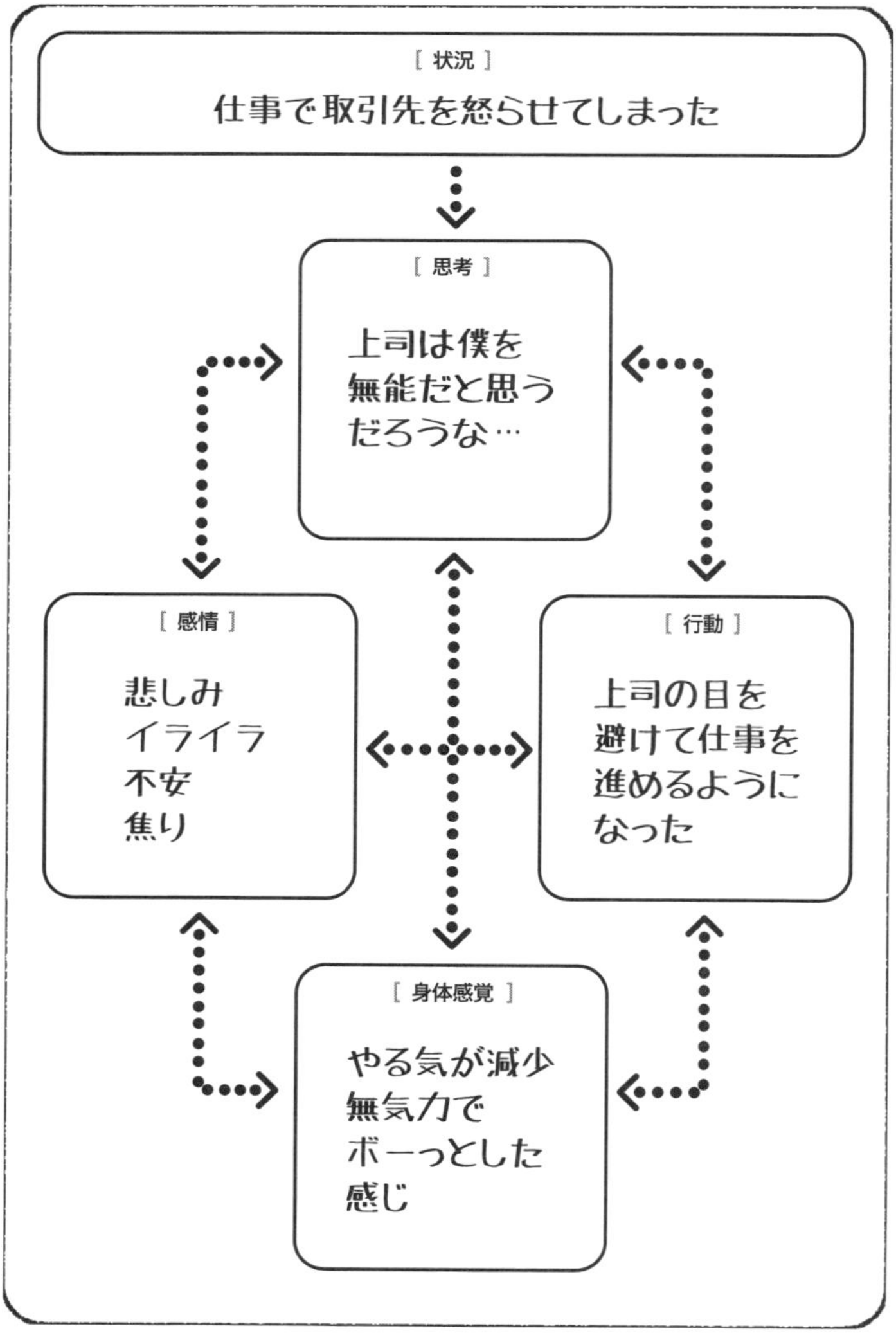

このシートを使う場合も、最低で14日間は続けてみてください。

1日1枚ずつの記録でいいので、とにかく「自動思考」の認識を習慣化させるように頑張りましょう。

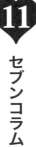

Fix 11 セブンコラム

「自動思考キャッチトレーニング」の中でも、**もっとも効果が高いのが「セブンコラム」**です。次ページのような7つのコラムにストレスの内容を記入していく手法で、多くの心理療法で絶大な効果をあげています(※13)。

そのぶん難易度は高くなりますが、しばらく続けた際の効果は間違いなし。「自動思考」の記録が習慣化したら、ぜひとも試して欲しいテクニックです。

「セブンコラム」に書き込む内容は全部で7つで、このうち「状況」「感情」「思考」の3つは「ケース・フォーミュレーション」の記入法と同じです。残りの4つは、次の要領で記入していってください。

[　セブンコラム　]

日付＿＿＿＿＿＿＿＿＿＿

状況	
感情	
思考	
根拠	
反証	
バランス思考	
いまの気分	

・**根拠：**あなたの頭に浮かんだ思考やイメージが「事実」にもとづいているかを考えて、その答えを書きます。思い込みではなく、あくまで客観的な「事実」だけを書くように注意してください。
例：「プレゼンに失敗したのは、間違いなく自分の準備不足だった」や「自分が悪いと思ったが、考えてみたら根拠はなかった」「あの人が自分を嫌っている可能性はあるが、どこまで真実かはわからない」など

・**反証：**あなたの頭に浮かんだ思考やイメージと矛盾する「事実」を書き出します。
例：「いつも失敗していると思ったが、先月のプレゼンは成功だった」や「あの人に嫌われていると思ったが、このあいだ親しい感じで会話をした」など

・**バランス思考：**自動思考よりも、より事実にもとづく新たな考えを書いてみましょう。
例：「上司に怒られたが、過去には何度かほめられたこともある。自分のことを嫌っていると思ったのは正確ではなく、たんにその時に上司の虫の居所が悪かっただけかもしれない」など

・**いまの気分：**バランス思考を書き込んだ結果、気分がどのように変化したかをパーセントで書き込みます。

例：「イライラが40％減った」や「不安が70％改善」など

最初のうちはめんどうな作業ですが、1～2週間も続けると、やがて瞬時に自分のストレスを解析できるようになっていきます。たとえば、「上司に怒られた！」という状況があった場合には、「『いつも失敗ばかりだ』って思考がまた出てきた」↓「今の感情は『落ち込みが60％』で『悲しみが40％』だな」↓「でも『失敗ばかり』って思考には根拠がないな……」といった具合です。

このように、**自分のストレスをリアルタイムに解析する能力**が育てばしめたもの。いたずらに不快な感情をこじらせずに、最低限のストレスだけでその場を乗り切ることができるようになります。

最終的にこの状態に行き着くのが「超ストレス解消法」のゴールです。さらにくわしくは、第5章から解説します。

[セブンコラムの記入例]

日付＿＿＿＿＿＿＿＿＿＿

状況	上司からプレゼンの資料を直すように言われたが、 前に言われたことと全然話が違っている。 しかも明日までに急に修正を指示されてしまい、 本来の作業にほとんど手を付けられない。
感情	怒り、焦り、徒労感、イライラ
思考	このあいだもまったく違うことを言ってたし、なんなんだあいつ！ どうせ部下のことなんか何も考えてないんだろう。そういえば、 このあいだは俺の企画をさも自分が考えたように言ってたな……
根拠	他の部署でも働いたことがあるが、いまの上司はあきらかに 前の上司よりはミスが多い。ただし、部下のことを何も考えて いないかどうかはよくわからない。
反証	部下を気にかけないと思ったが、積極的に飲みに誘ったりして コミュニケーションを取ろうとしているふしはある。 ミスは多いが、仕事に成功したことも少なくない。
バランス思考	「いまの部下を気にかけない」という思考に客観的な根拠はない。 コミュニケーションを取ろうとして誘いをかけてくる姿を見れば、 たんに部下との付き合いに困っているだけだとも解釈できる。 今回、急な資料の修正を指示してきたのも、仕事に熱心なせい だとも言えなくはない。 いまの時点ではどちらとも判断がつかないので、とりあえず 目の前の作業予定をリスケジュールして取り組むか、 上司に文句を言うかのどちらかにするしかないだろう。
いまの気分	怒りが30％減った、焦りは変わらない、イライラは20％減った

Fix 12

エクスプレッシブ・ライティング

「エクスプレッシブ・ライティング」は、1980年代に生まれた心理療法です。現在では、認知行動療法のテクニックのひとつとしてよく使われています。

その方法を簡単に言えば、

・**自分が体験したネガティブな経験について、その時に抱いた感情や思考を包み隠さず書き記す**

となります。日記帳にグチを書いたり非公開のブログに悩みを書き込んだりと、誰にも見られない場所に日々のストレスを吐き出した経験がある人は少なくないでしょう。これも立派な「エクスプレッシブ・ライティング」です。

ここでは、どんなことを書いても構いません。

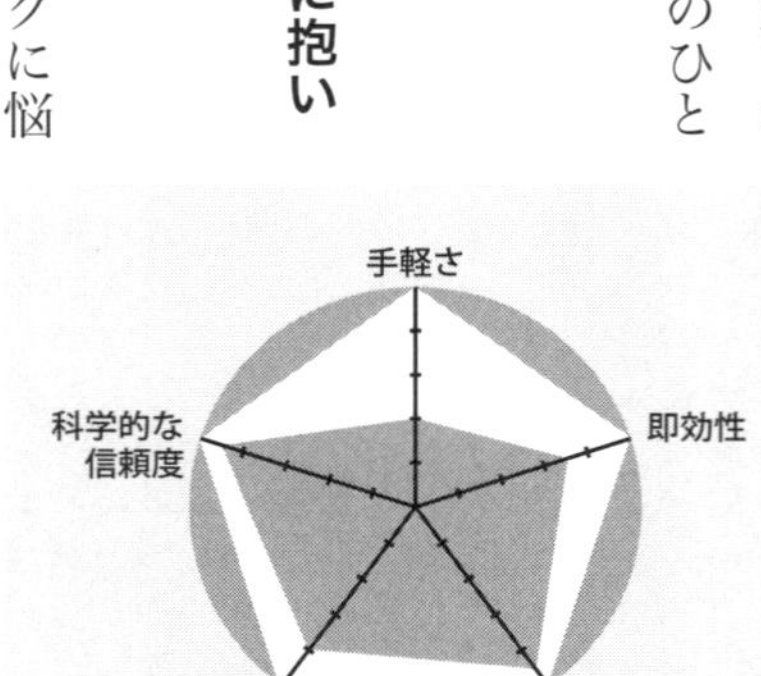

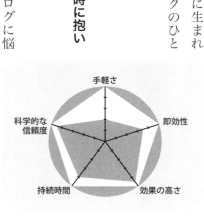

・あの新人は会社の電話を取ろうともしない！　本当に腹がたつ！
・パソコンを開いたら自動更新が始まった！　作業ができなくてイライラする！
・悩んでるはずなのに、何に悩んでるのか分からない……。でもとにかく泣きそう

あなたがイライラしたりネガティブな気持ちになった出来事であれば、どんな小さなことでもOK。どうせ誰も見ないのだから、安心してストレスを吐き出しましょう。

とてもシンプルな手法ですが、すでに数百を越す実証研究があり、不安やストレスへの効果が広く認められています。現時点では、**まず取り組むべきストレス対策の筆頭**と言えるでしょう。

◉「エクスプレッシブ・ライティング」のすごすぎる効果とは？

「エクスプレッシブ・ライティング」の生みの親であるジェームズ・ペネベーカー博士は、自著で次のように述べています（※14）。

「数々の研究により、『エクスプレッシブ・ライティング』を行った被験者は幸福感が高まり、ネガティブな感情が減った。さらには、『エクスプレッシブ・ライティング』を始めてから**数週間から数ヵ月でうつや不安が改善し、ストレスがおだやかになる**傾向も見られた。その他の研究でも、全体的な幸福感の高まりや、認知機能の改善などが確認されている」

つまり、「エクスプレッシブ・ライティング」を実践すれば、ストレスに強くなるだけでなく、**幸せな気分でいられるうえに、頭まで良くなってしまう**わけです。実に応用範囲が広いテクニックと言えます。

ここまで「エクスプレッシブ・ライティング」の効果が高いのは、悩みやイライラを書き出すことで、**いったん心配事を棚卸しできる**からです。

ミシガン大学の研究チームは、「エクスプレッシブ・ライティング」の効果を検証した2017年の論文でこう言っています(※15)。

「心配事は認知のリソースを消費してしまう。要するに、**ストレスが多い人というのは、いつもマルチタスクで作業をしているようなもの**だ。このような人たちは、ひとつの作業をしながらも、もういっぽうでは自分の心配事をモニタリングしつつ、さらにはその感情を抑えようとしている。

しかし、『エクスプレッシブ・ライティング』で悩みをいったん外に吐き出せば、認知のリソースは解放され、**もっと脳を効率よく使える**ようになる」

ストレスが多い人の脳は、ひとつの作業に集中してるつもりでも、自然と複数の問題に処理機能を使っています。そのため、イライラや不安が大きくなるほど、私たちは脳をうまく使えなくなってしまうのです。

ところが、ここで自分の悩みを書き出すと、脳が悩みやイライラのために能力を使う必要が減ります。その結果、ストレスによる脳機能の低下が抑えられ、心から重荷が降りたような効果が得られる、というわけです。

◉「エクスプレッシブ・ライティング」を実践する3つのポイント

それでは、具体的に「エクスプレッシブ・ライティング」のやり方を見ていきましょう。プライベートでストレスを感じたら、次の3つのポイントに注意してください。

ポイント1　まずは4日間だけ続けてみる

多くの研究によれば、最低でも4日連続で自分の感情を書き続けないと「エクスプレッシブ・ライティング」の効果は薄れてしまいます。実践の時間は、仕事が終わった直後や寝る前がベスト。めんどうだと思っても、とりあえず4日だけは続けてください。

ポイント2　1日20分は書き続ける

「エクスプレッシブ・ライティング」を行う時は、必ず1日に20分以上は書き続ける必要があります(※16)。その際には、文章のうまさや誤字脱字にはこだわらず、ひたすら自分の悩みをノンストップで書きなぐるのがコツです。もちろん、同じ悩みや不安を4日間続けて書いても構いません。

ポイント3　慣れたら悩みを展開する

「エクスプレッシブ・ライティング」に慣れてきたら、悩みを展開していくことを考えましょう。たとえば、「仕事で大きなミスをした……」という悩みをノートに書いていた場合は、

- このミスは家族や友人にどんな影響を与えるだろうか？
- このミスは自分の過去と未来にどうつながるだろうか？

といった質問を自分に投げかけ、ストレスがあなたの人生にあたえる影響まで内容を広げていきます。こうすることで、「自分はどんな感情を抱いているのか？」に深く気づくことができ、ひいてはストレスを客観的に見る視点が育つのです。

とにかく大事なのは、書くことで自分の気持ちをクリアにし、**自分のストレスにはっきりした形を与えてあげる**こと。ぜひ取り入れてみてください。

Point

イライラや不安を書き出すのは最強のストレス対策のひとつ。まずは1日20分を4日間だけ続けてみるべし。

Fix 13

ジェネリック・ユー

「ジェネリック・ユー」は、前ページで紹介した**「エクスプレッシブ・ライティング」の効果を高める**ために開発されたテクニックです。

「ジェネリック・ユー」とは、英語で一般論を語るときに使う「You」のこと。たとえば、「You win some, you lose some.(勝つ時があれば、負ける時もある)」といった表現などに使われる「You」です。

この表現法を「エクスプレッシブ・ライティング」に使うのが、このテクニックの肝になります。

といってもわかりづらいので、具体的に「ジェネリック・ユー」を使った書き換えの例をご紹介します。

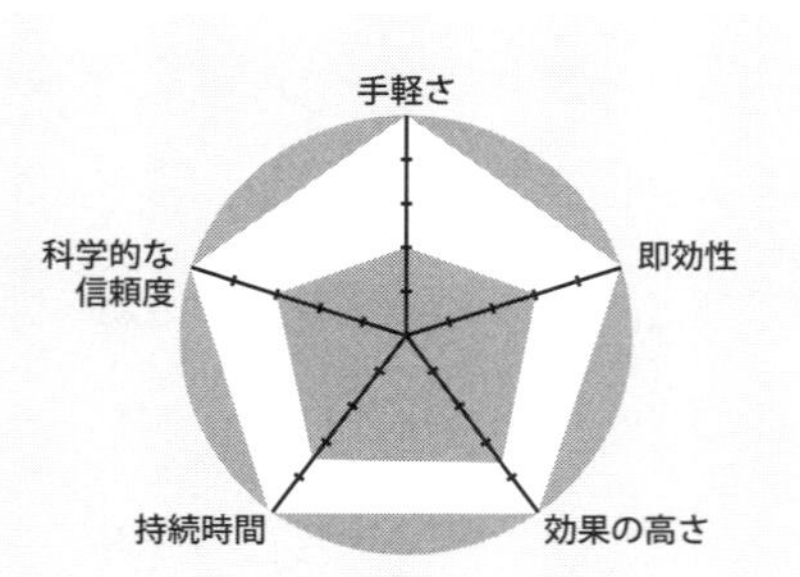

- **ネガティブな体験　「テストに失敗して辛かった」**
- **ジェネリック・ユー　「人は誰でもテストに失敗して、辛い気持ちを味わうことがある」**
- **ネガティブな体験　「忙しいのに新人が早く帰ってイライラした」**
- **ジェネリック・ユー　「どんな新人でも早く帰ることはあり、それに対して多くの人はイライラする」**

このように、個人的に不快だった体験を、あくまで**一般的な「あるある体験」として語り直す**のが「ジェネリック・ユー」のポイントです。

◉嫌な体験を一般論に書き換えてみよう

これは2017年にアメリカのミシガン大学が提唱した手法で、約600人の男女を対象にした実験で効果を明らかにしたものです(※17)。「ジェネリック・ユー」を使ったグループは、普通に「エクスプレッシブ・ライティング」を行った被験者よりも、「**ストレスが不快ではなくなった**」と答える確率が大きくアップしたというのです。

この効果に対して、研究チームは次のように言います。

「ネガティブな体験を広くとらえなおすことで、多くの人は、そこに意味を見出そうとし始める。(中略)『人生は難しい。だから私は大事な物を失う心構えをしなければならない』と表現するよりも、『**人生は難しい。だから人間は大事な物を失う心構えをしなければならない**』と表現すれば、その体験が自分だけのものではないことに気づくからだ」

つまり、嫌な体験を一般論に変えることで、出来事を遠くから見つめ直せるようになり、結果としてネガティブな感情が中和されるわけです。

普通の「エクスプレッシブ・ライティング」に慣れてきたら、さらに効果を上げるために「ジェネリック・ユー」も導入してみてください。

Point

個人的な体験を一般的な体験として書き直すと、心に余裕が生まれてストレスが中和される

Fix 14 心配スケジューリング

「プレゼンに失敗したらどうしよう……」「次の支払いに間に合うだろうか……」など、ついつい未来への不安でストレスを溜め込んでしまう人におすすめなのが、この「**心配スケジューリング**」です。

そのポイントを簡単にまとめると、

・**あらかじめ「心配する時間」を決めておく**

というものです。たとえば、

・今日は15時から10分だけプレゼンについて心配する
・お金について悩むのは毎週火曜日の午後5時から

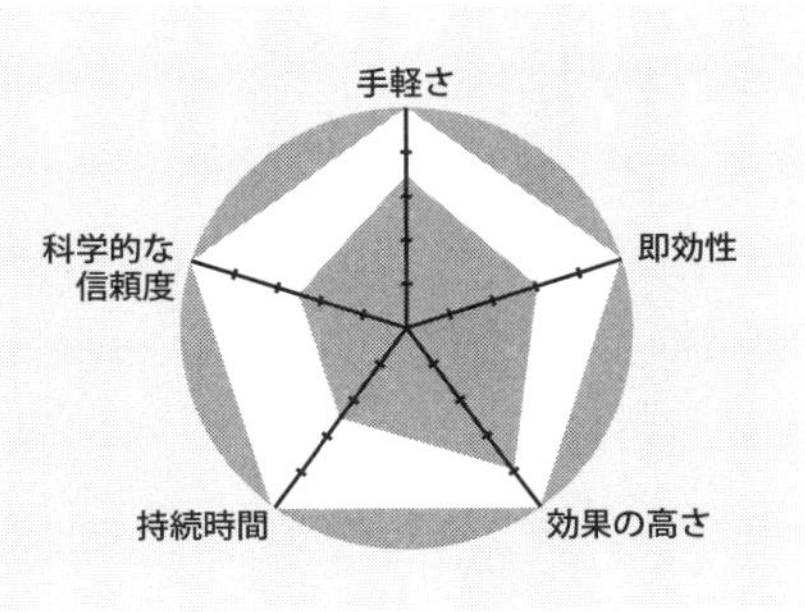

といったように、あらかじめ心配ごとをスケジューリングしておくのです。

「それで心配がなくなるなら苦労しないよ！」と言われそうですが、心理学の世界では長い歴史を持ったテクニックで、1980年代から何度も効果が実証されています（※18）。正式には「刺激制御トレーニング」と呼ばれ、「心配性」や「考えすぎ」の人ほど大きなメリットが得られるテクニックです。

それでは、「**心配スケジューリング**」のやり方を見てみましょう。

1．「心配タイム」をカレンダーに設定する

まずは、あなたが「つい心配してしまうこと」をひとつ選んで、カレンダーに書き込んでください。心配ごとに使う時間は1日1回ずつ、15〜30分の範囲で行ってください。「心配タイム」は好きな時間帯に設定してOKですが、寝る前だけは避けるようにしましょう。

2．「心配タイム」が始まったら、心配事の内容を書き出す

いざ「心配タイム」がスタートしたら、自分の頭に浮かんだ不安やイライラを全て紙に書き出します。決して心配事を解決しようと頑張ったりせずに、思いつくままに不安の内容を書き出してください。66ページで紹介した「エクスプレッシブ・ライティング」の手法も参考になるはずです。

3.「心配タイム」が来るまではカレンダーを見える場所に置いておく

慣れないうちは、予定した「心配タイム」が来る前でも、いつもの癖で心配してしまいがちです。そんな時のために、つねに目の前に「心配タイム」を書き込んだカレンダーを置いておき、心配や不安がわきあがったら「心配するのはあと1時間がすぎてからにする!」と自分に言い聞かせましょう。

最初は違和感をおぼえるでしょうが、少しずつ気持ちを簡単に切り替えられるようになりま

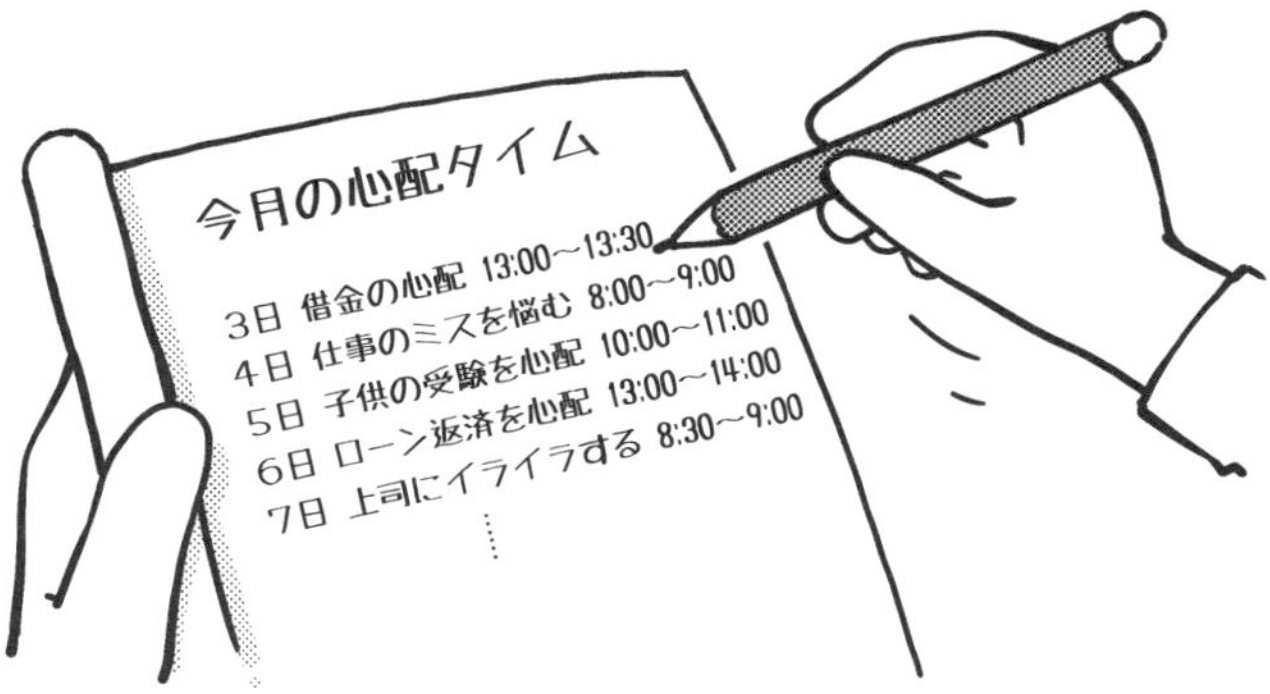
今月の心配タイム
3日 借金の心配 13:00〜13:30
4日 仕事のミスを悩む 8:00〜9:00
5日 子供の受験を心配 10:00〜11:00
6日 ローン返済を心配 13:00〜14:00
7日 上司にイライラする 8:30〜9:00
……

す。「心配するな！」と言われてすぐに不安が消える人はいませんが、「あとで心配していいよ」と言われれば、人間の心は意外とその通りにできてしまうものなのです。

4. 1週間後に振り返りの時間を作る

「心配スケジューリング」を1週間続けたら、自分が書いてきたことを振り返る時間を持ちましょう。その際には、次のポイントに注意してください。

- なにか決まったパターンはないか？
- 心配やイライラの内容に変化はないか？
- 何度もくり返している悩みはなんだろうか？

このステップのポイントは、**自分の不安やイライラを客観的にながめる**癖をつけるところです。この作業を続けていくと、少しずつ「あー、自分はいつも会議の直後にイライラしているな」や「いつも生活費のやりくりが心配でしょうがないんだな……」など、自分の悩みを正しくつかめるようになります。

これがストレスの緩衝材となり、あなたの心を強くしてくれるのです。

5.「心配スケジューリング」の効果を実感する

「心配スケジューリング」の期間に決まりはありませんが、多くの実験によれば、**8週間ほどで被験者のストレス耐性が大きく上がった**との報告が出ています。基本的には、続ければ続けるほどストレスに強いメンタルになっていくと考えていいでしょう。

ここで大事なのは、「**どれぐらい自由に心配できるようになっただろうか?**」を意識することです。「心配スケジューリング」をくり返すうちに、あなたは不安になる時間を自由に操れるようになっていくはず。自分のメンタルがどんどんストレスに強くなっていくのを楽しみながら実践してみてください。

Point

心配する時間をあらかじめ決めておくだけで、どんどんメンタルはストレスに強くなる

Fix 15 SPARX（スパークス）

「認知行動療法」は強力なツールですが、それだけに習得まで時間がかかるのが難点です。手軽に基本だけを押さえるなら、スマホのアプリを使うのもいいでしょう。

セラピー系のアプリはいくつもあるものの、1番のおすすめは「ＳＰＡＲＸ」です。ニュージーランドの医師グループが作ったアプリで、**ファンタジー系のRPGで遊びながら認知行動療法の基本を学ぶ**ことができてしまいます。

ゲームが始まったら、まずはガイドの指示に従って自分の気分を診断。その後は、「失われた世界のバランスを取り戻すために7つのクリスタルを集める」というストーリーに沿って、「認知行動療法」の考え方や具体的なツールを学んでいきます。1日のプレイ時間は30分までで、クリアまでの総時間

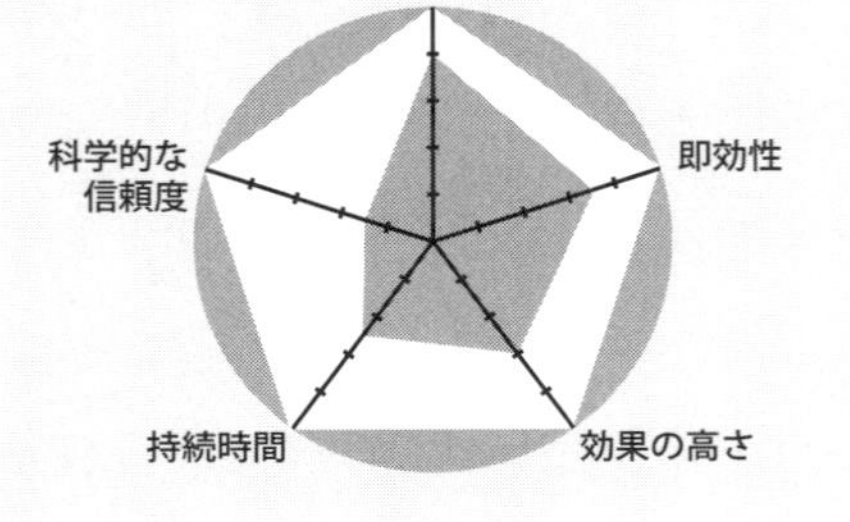

［　SPARX　］

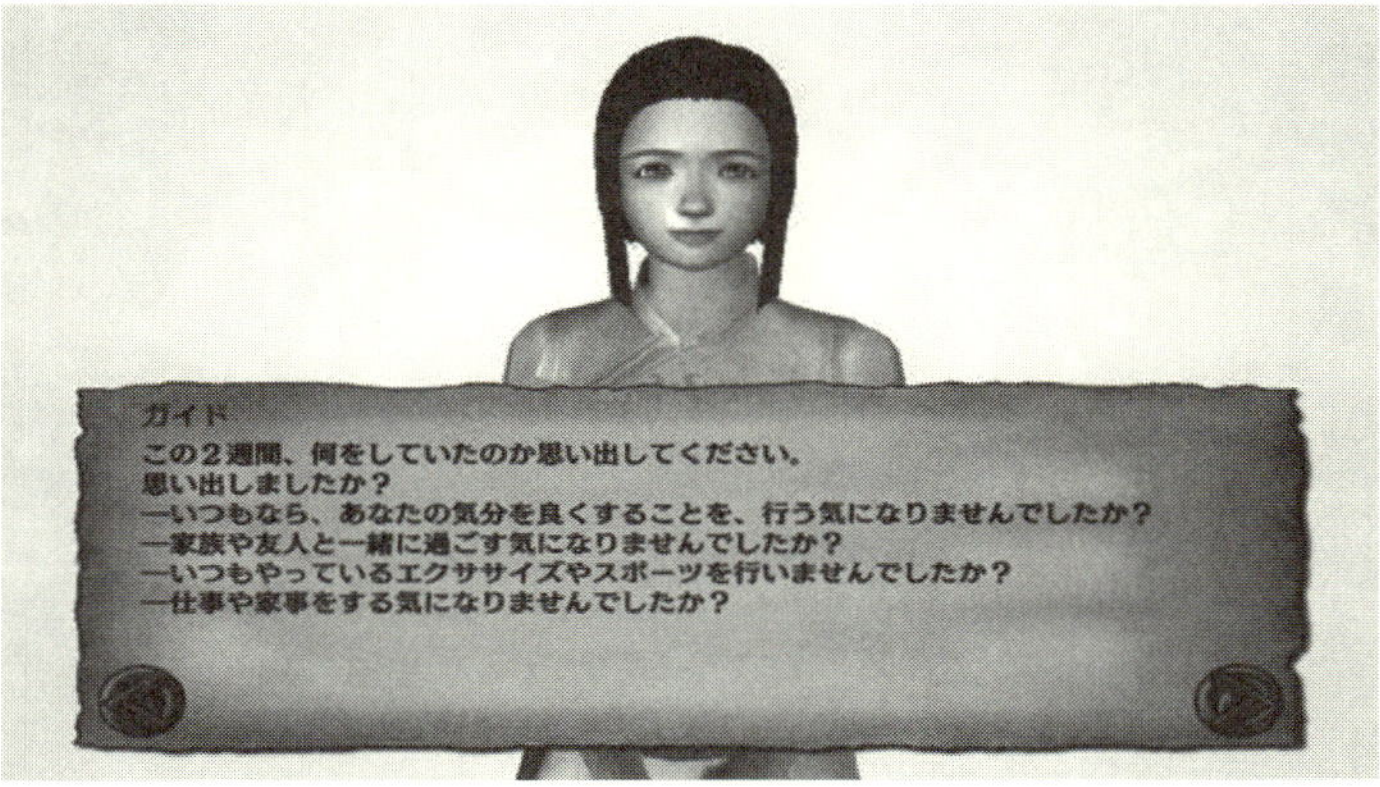

ゲームのキャラと対話形式で認知行動療法を学んでいく
Google PlayやApple App Storeで購入可能。2000円

は7時間ほどです。

このアプリの特徴は、**ちゃんとした臨床試験で高い効果が示されている**点です（※19）。データによれば、うつ病の患者がこのゲームを2週間プレイしたところ、43．7％に気分の改善が見られました。「認知行動療法」は決まったツールの集まりなので、方法論さえ学んでしまえば、スマホのゲームでも十分な効果は得られるようです。

一般的なアプリと比べると高価ですが、ゲーム性があるため、本で認知行動療法に取り組むよりもモチベーションが続きやすいのがメリット。楽しく認知行動療法を学びたい方には最適です。

根本原因 2

栄養のアンバランス

◉食事を改善すれば誰でもメンタルが強くなる

ストレスが起きる根本的な原因の２つめは、「栄養のアンバランス」です。名前のとおり、**不摂生な食事で栄養のバランスが悪くなり、そのせいでメンタルが打たれ弱くなってしまう現象**を指しています。

ちょっと考えただけでも、ジャンクフードばかり食べているよりは、野菜をたっぷり食べたほうがメンタルも安定しそうなイメージはあるはず。実際、ここ数年の研究により、**健康的な食事をしている人のほうが格段にストレスに強い**ことがわかってきました。

代表的なのは、イタリアやギリシャのような地中海沿岸で、昔ながらの伝統的な食生活を続ける人々です。この地域では、古来から野菜やフルーツ、魚、オリーブオイルを大量に食べる健康的なライフスタイルが受け継がれています。

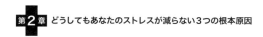

２０１６年、オーストラリアのスウィンバーン工科大学が、「地中海式の食事はどこまでメンタルにいいのか?」を調べる大規模な調査を行いました。過去に発表された18件の観察データをまとめて大きな結論を出しており、科学的な信頼性が高い内容です(※20)。

結果は驚くべきものでした。地中海の伝統食をしばらく食べ続けた者は、年齢や性別とは関係なく誰もが脳の機能が大幅にアップ。**みんなストレスに強いメンタルに生まれ変わったどころか、記憶力や集中力といった能力まで向上していた**のです。

この結果について、研究チームは次のようにコメントしています。

「この研究でもっとも驚いたのは、世界のどの国の人にも『地中海式の食事』の大きな効果が確認された点だ。あなたが地中海エリアに住んでいなかったとしても、『地中海式の食事』を実践すれば脳の機能はアップする」

健康的な食事のメリットは、どんな人にでも得られます。思考のアンバランスに取り組むと同時に、ぜひ健康的な食事も取り入れてみてください。

◉酸化ストレスがあなたの脳を狂わせる

不摂生な食事のせいでメンタルが弱くなるメカニズムは、まだ完全には解明されていません。しかし、いまのところもっとも有力なのが「**酸化ストレスが脳にダメージを与える**」という説です。

ご存じのとおり、私たちが呼吸をするたびに、体内には活性酸素と呼ばれる物質が作り出されます。活性酸素は不安定な性質を持っているため、体内の量が多ければ多いほど細胞にダメージが発生。**その影響は脳にまでおよび、最終的にはメンタルの低下につながっていく**のです（※21）。

呼吸によるダメージはどうしようもありませんが、私たちの日常には、もうひとつ大きな酸化の原因が潜んでいます。それが、不健康な食事です。

たとえば、有名なのはサラダ油でしょう。キャノーラ油や大豆油のような精製油は多くが酸化ダメージを受けやすく、製造の過程で大量の活性酸素が発生します。

そのような油で作った揚げ物やファストフードを食べれば、あなたの身体は大量の活性酸素を吸収し、細胞の老化を進ませるだけでなく、メンタルまで悪化させてしまうことになります。

この問題を解決するには、少しずつでもライフスタイルを変えていくしかありません。栄養のアンバランスによる脳機能の低下を食い止めない限り、**あなたのメンタルはいつまでも打たれ弱いまま**です。慣れ親しんだ食事を変えるのは大変な作業ですが、それだけの見返りは得られます。

それでは、具体的な食事法をチェックしていきましょう。

Point

食事を変えれば誰でもストレスに負けないメンタルに変わる。少しずつ健康的な食事に切り替えていこう!

Fix 16

SMILES（スマイルズ）

◉3ヵ月でメンタルを強くする食事術

「SMILES」は、オーストラリアのメルボルン大学などが、**メンタルを強くするための食事法**として開発したもの。82ページでご紹介した地中海式の食事がベースで、ここ数年の検証テストでも良い成果を出しています。

有名なのは、2017年に同大学が発表した論文です。ここで研究チームは、大うつ病に苦しむ男女に対して、12週間だけ「SMILES」式の食事だけを続けるように指示しました。運動や呼吸法などのアドバイスはせず、「食事を変えたらどうなるか？」だけを調べたわけです。

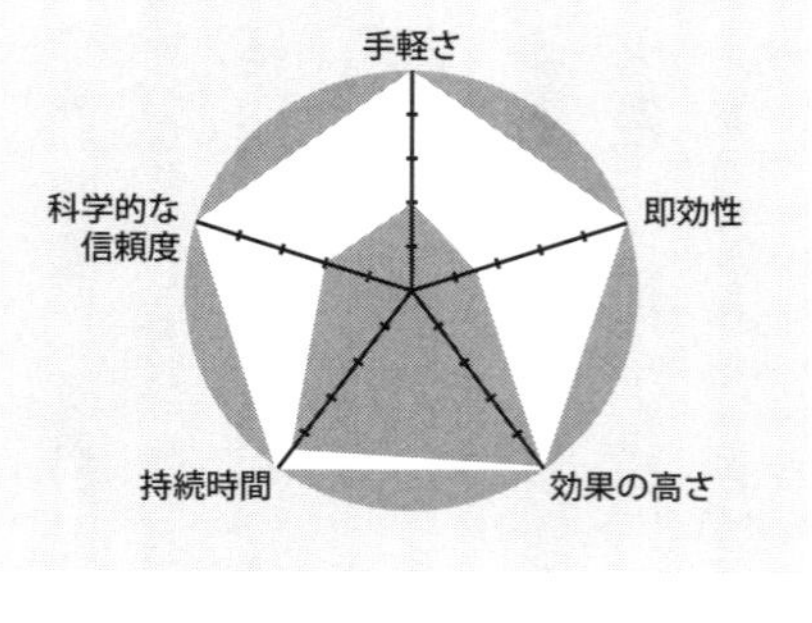

その結果は劇的で、なんと**「SMILES」を取り入れたグループは症状が3割も改善。**それまでは「生きるのも辛い」レベルだった被験者が、ちゃんと暮らしていこうと思うようになったのです(※22)。

果たして、被験者は何を食べたのでしょうか？

◉SMILESで食べるべき食品とは？

「SMILES」のガイドラインは、次のようなものです。

- **全粒粉のパンやパスタ：**パンなら1日に5〜8枚、パスタなら1日に300〜480gぐらいを目指す
- **野菜：**1日に握りこぶし6個分ぐらいを食べる。どんな野菜でもOK
- **フルーツ：**野球ボールぐらいの大きさを1日3つ食べる
- **豆類：**1週間に180gぐらいを目指す
- **ナッツ：**1日に手のひらに軽くのるぐらいを食べる

- **魚：**最低でも週に１２０ｇ以上を目指す
- **脂肪の少ない牛肉、羊肉、豚肉：**週に１８０～２４０ｇぐらいが理想
- **鶏肉：**週に１２０～１８０ｇぐらいを目指す
- **卵：**週に6個以上
- **オリーブオイル：**1日小さじ３杯
- **乳製品：**牛乳やヨーグルトは1日４８０mlぐらい、チーズだったら1日80～１２０ｇぐらいまで

基本的には、いつもより野菜とフルーツの量を増やし、魚と脂身が少ない肉をしっかり食べることを心がければＯＫ。日本では全粒粉のパンやパスタは手に入りづらいので、玄米を使うか、サツマイモやタロイモのように、優良な食物繊維が豊富なイモ類を主食にしていくといいでしょう。

また、「ＳＭＩＬＥＳ」を行う際は、カロリーは気にせずに好きなだけ食べるのがポイント。カロリーを意識しながら食べていては逆にストレスが増えてしまうため、メンタル改善のためには、**ちゃんと食事を楽しむほうが大事**です。

◉SMILESで食べてはいけない食品

「ＳＭＩＬＥＳ」では、食べてはいけないＮＧ食品も明確に指定されています。**以下の食材はメンタルの調子を悪くする**ので、できるだけ避けましょう。

- **酒**：酒は基本的に厳禁ですが、赤ワインか白ワインはＯＫ。それでも、１週間に３００mlまでが上限です
- **精製された炭水化物**：全粒粉でないパンやパスタ、白米などは、十分な量の食物繊維がふくまれていないため、避けたほうが無難です
- **お菓子**：ケーキ、スナック、クッキー、アイスクリームなどは、すべてメンタルの悪化につながることがわかっています。唯一、カカオ分が70％以上のダークチョコレートであれば、１日にひとかけらまで食べてもＯＫです

- **揚げ物：**から揚げ、天ぷら、フライなど、油で高温調理したものはいずれも厳禁。酸化した油が体内に炎症を起こす作用が大きく、脳機能の低下につながります
- **ファストフード：**ハンバーガー、フライドポテト、ベーコンサンド、ピザなど、俗にジャンクフードと呼ばれるものは完全に撤廃しましょう。こちらも揚げ物と同じく酸化油のダメージが原因でメンタルが悪化します
- **加工肉：**ベーコン、ハム、ソーセージ、チョリソーなど、保存性を高めるために手が加えられた肉もひかえましょう。加工肉とメンタルの関係性はまだハッキリしていませんが、食べ過ぎが体調の悪化につながるのは間違いありません
- **清涼飲料水：**砂糖や人工甘味料が入ったドリンク類は、週に3本までがリミット。お茶やブラックコーヒーは構いません

これらの食品をひかえつつ、野菜、フルーツ、魚の量を増やした暮らしを、試しに3カ月だ

け続けてみてください。いままで不摂生な暮らしをしていた人ほど、メンタルが大きく改善するはずです。

「SMILES」で心が強くなるのは、ジャンクフードや酒を減らすおかげで身体の負担が減り、**脳のダメージが軽減する**のが第一です。また、同時にビタミンやミネラルなどの大事な栄養素、必須アミノ酸、身体に良い脂肪酸のおかげで頭の働きがよくなるのも大きな要素のひとつと考えられます。

次ページからは、メンタルに効く栄養素を、さらに掘り下げていきます。「SMILES」の食事法に慣れたら、ぜひ個別の成分にも気を配ってみてください。

Point

ジャンクフードを止めて野菜と魚を増やせば、3ヶ月でストレスに強い心に生まれ変われる

Fix
17 プレバイオティクス

ここ数年、「ストレス対策に効くのでは？」と言われるようになったのがプレバイオティクスです。

これは、私たちの腸内に住みバクテリアのエサになる物質のこと。たとえば、水溶性の食物繊維やオリゴ糖などが、代表的なプレバイオティクスです。

腸内細菌が、人体の働きに大事な役割を果たしているのは有名でしょう。

たとえば、腸内細菌はプレバイオティクスを分解して短鎖脂肪酸という物質を産生。これが腸の壁を強化し、体内に異物が入り込むのを防いでくれます。

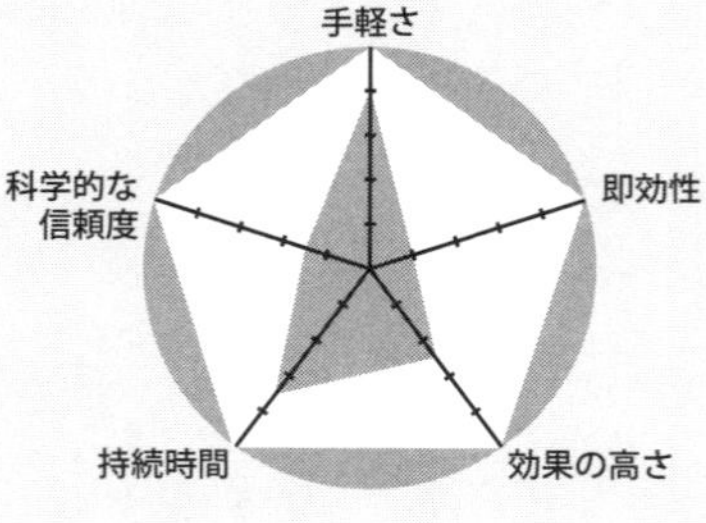

ご存じのとおり、私たちの腸は人体でも最大の免疫器官です。その機能が壊れてしまうと、

アレルギーや心疾患、肥満などの原因になることが明らかになっています。つまり腸内細菌とは、**免疫の最前線で戦ってくれる優秀な兵士**なのです(※23)。

ところが、現代人は食物繊維などの摂取量がとても少ないため、満足に腸内細菌が働いてくれません。その結果、腸のバリアが壊れ、様々な不調の原因になるのです。

◉腸内細菌は脳も操っている

しかし、腸内細菌が影響を与えるのは、私たちの体だけではありません。というのも、近年の研究により、**腸内環境のコンディションは脳の働きをも左右する**ことがわかってきたから

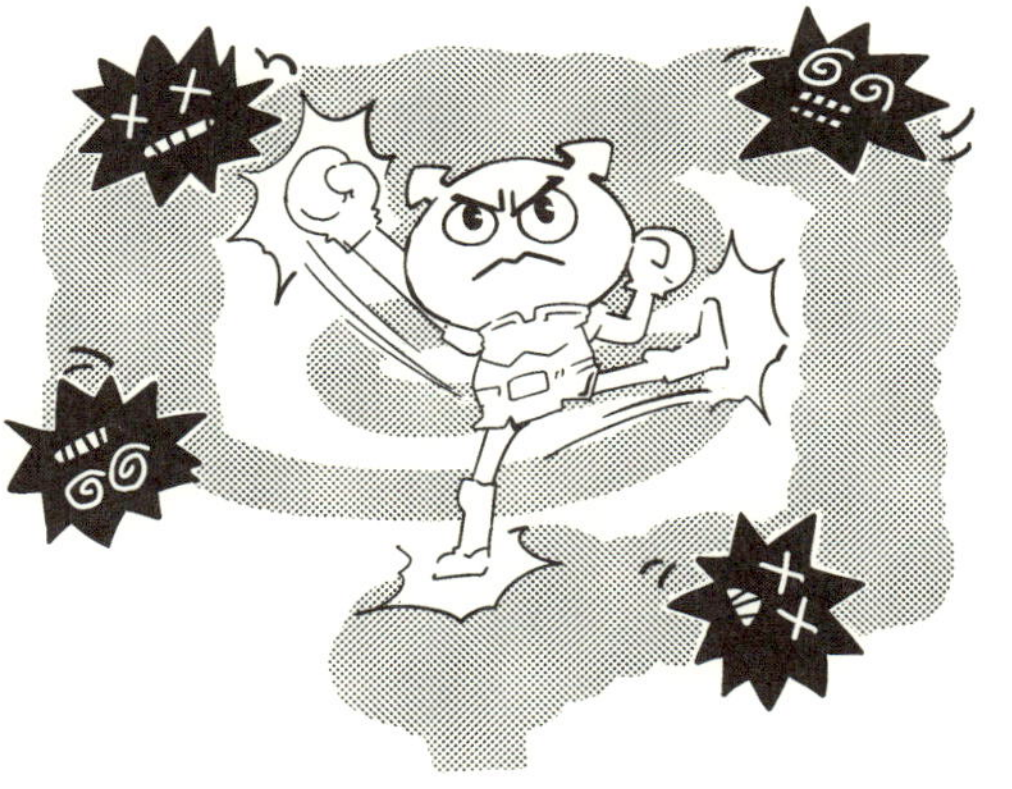

です。

そのメカニズムに関係しているのが、セロトニンという物質です。これは脳の神経伝達に関わる物質で、感情をコントロールする働きがあることから、俗に「幸せホルモン」とも呼ばれています。

カリフォルニア工科大学の研究によれば、まずは体内に入ったプレバイオティクスから腸内細菌が脂肪酸（酪酸やチラミンなど）を製造、これが血管を通って脳に作用し、セロトニンの分泌をうながします。つまり、プレバイオティクスはお腹の調子を良くするだけでなく、私たちをストレスに強くしてくれる可能性があるのです（※24）。

事実、近ごろは、この説を裏づけるようなデータがいくつか出てきました。たとえば、2015年にオックスフォード大学が行った実験では、女性の被験者に市販のプレバイオティクスサプリを飲み続けてもらいました。

するとと3週間後、サプリを使ったグループには、次のような変化が起きています。

・ネガティブな情報に意識が向いてしまう回数が減少

・ストレスホルモン(247ページ参照)の分泌も大幅に低下

腸内細菌にエサをあげただけでメンタルが劇的に改善し、ストレスホルモンも減ったわけです。データによれば、その**不安解消レベルは抗うつ薬や抗不安薬とほぼ同じ**だったというから驚きます。

もちろん、腸内細菌とメンタルの研究は始まったばかりなので、「プレバイオティクスで確実にストレスに強くなる!」とはまだ言えない段階です。しかし、よしんばメンタルが改善しなかったとしても、オリゴ糖や食物繊維が体にいいのは間違いないため、積極的に摂取しておいて損はありません。

プレバイオティクスを摂取するには、厚労省が定めるように1日に350g以上の野菜をとるのが基本ですが、どうしても難しい方はサプリを使うのも有効です。具体的な方法は、次ページから紹介します。

Point

腸とメンタルは密接につながっている。プレバイオティクスで腸内細菌を元気にしてあげるべし

Fix 18

フラクトオリゴ糖

フラクトオリゴ糖は、プレバイオティクスの一種です。砂糖を発酵させて作った成分で、食物繊維と同じようにお腹の調子を整えてくれます。

プレバイオティクスとしての定評は高く、次のようなデータが報告されています。

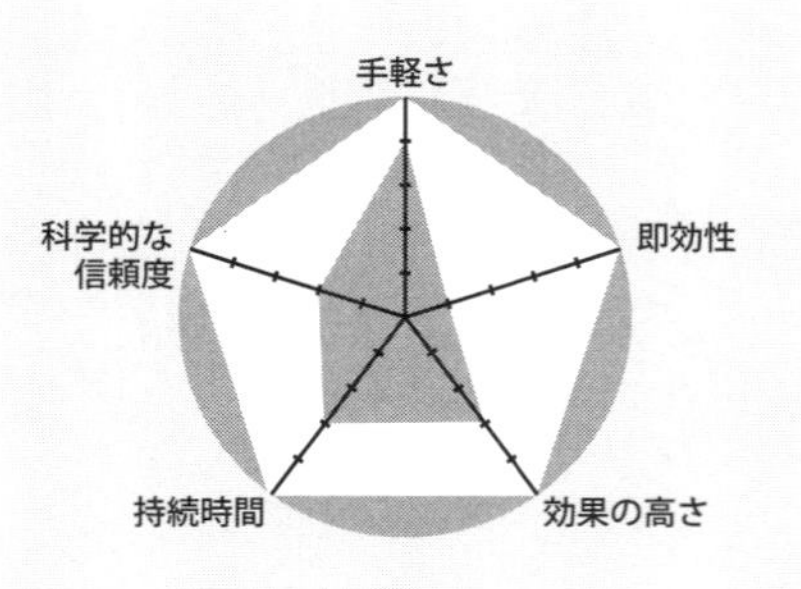

・1日6．4gのフラクトオリゴ糖を飲んだ被験者は、2週間でお通じが64％も改善した(※25)

・体重1kgあたり140mgのフラクトオリゴ糖を飲んだ女性は、3ヵ月でLDLコレステロールが下がり、ダイエット効果もみられた(※26)

これらの数字を見る限り、フラクトオリゴ糖が人体に良い効果をもたらすのは間違いあ

[フラクトオリゴ糖]

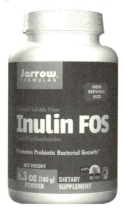

腸内を整えるプレバイオティクスサプリ
おすすめはJarrow Formulasの「Inulin FOS」。約800円

りません。

94ページで取り上げた「プレバイオティクスでメンタルが改善した！」という**オックスフォード大学の実験でも、このフラクトオリゴ糖を採用**しています。価格が安いサプリですし、腸内環境からストレスにアタックしてみたい場合は、とりあえず試すのもいいでしょう。AmazonやiHerbのようなネットショップで簡単に購入可能です。

ただし、フラクトオリゴ糖は、あまりとりすぎると、下痢やガスが発生することがあります。使用の際は、まず1日15gからスタートして、自分のお腹の調子がどうなったかを確認してください。

Fix 19

サイリウムハスク

「サイリウムハスク」は、オオバコという植物の種子から取った食物繊維です。「満腹感を得やすい」と言われ、多くのダイエット食品などにも配合されています。

まだダイエット効果があるかどうかはわかりませんが、腸内環境の改善に関しては、すでに科学的に一定の評価を得ています。

たとえば、2017年にワシントン大学が行った実験では、103人の子供にサイリウムハスクを飲ませたところ、**2週間で腸内のバリア機能が大きく改善**し、過敏性腸症候群（お腹に謎の痛みや不快感が何度も起きる難病）の症状も減りました（※27）。また、ノース・ウェスト大学が7件の実験データを調べたレビューでも、サイリウムハスクで体内の炎症が大幅にやわらぐ効果が確認されてい

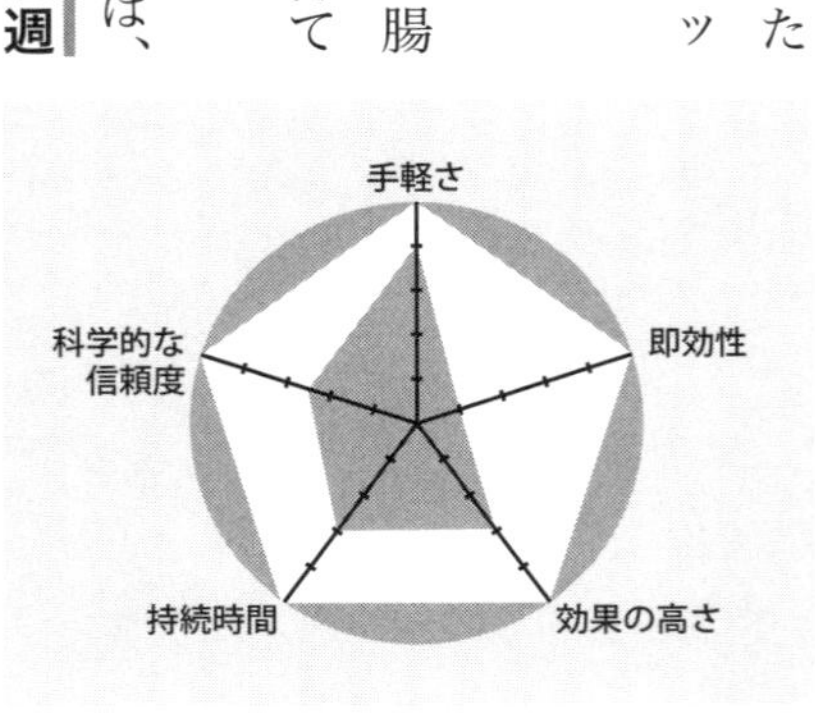

［ サイリウムハスク ］

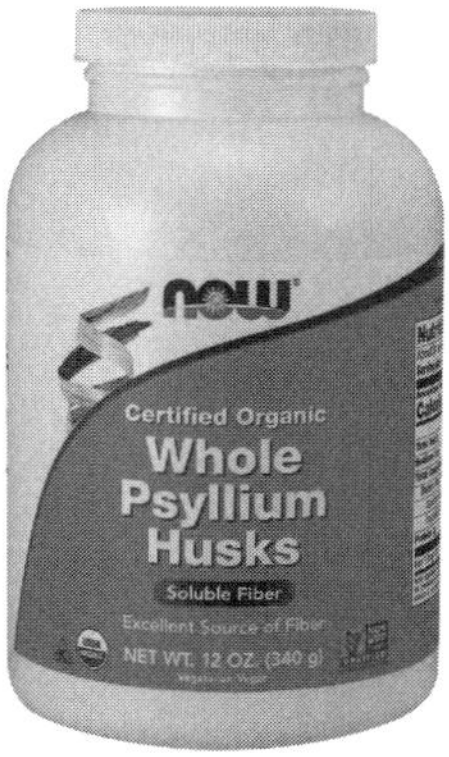

腸内環境の改善には絶大な効果を持つ
おすすめはNowの「WHOLE PSYLLIUM HUSKS」。約1000円

ます（※28）。数ある食物繊維のなかでも、データ量の多さはトップクラスでしょう。

ただし、食物繊維とストレスの研究はまだ日が浅いため、サイリウムハスクを飲んで確実にメンタルが改善するかまでは即断できません。このあたりは、まだ今後の検証が必要な段階です。

とはいえ、腸内環境の改善がストレス対策にも欠かせないのは間違いなく、とりあえず健康維持のために試しても意味はあります。腸内細菌に効かせるためには、1日に大さじ1～2杯を飲めばOKです。その際には、少なくとも350㎖の水によく溶かして飲むようにしてください。

Fix 20

発酵食品

食物繊維を増やす食事に慣れてきたら、次にやっていただきたいのが「**発酵食品**」の導入です。

言わずもがな、発酵食品は体に良いバクテリアの集合体です。お腹の調子を整えるために、ヨーグルトを食べている人も多いでしょう。

が、近年、**発酵食品にはメンタルの改善効果があることもわかってきました**。

納豆、キムチ、ピクルス、ザワークラウト、ヨーグルトなど、発酵食品の種類は問いません。とにかく微生物の作用で作られたものであれば、あなたのメンタルには良い影響が出るのです。

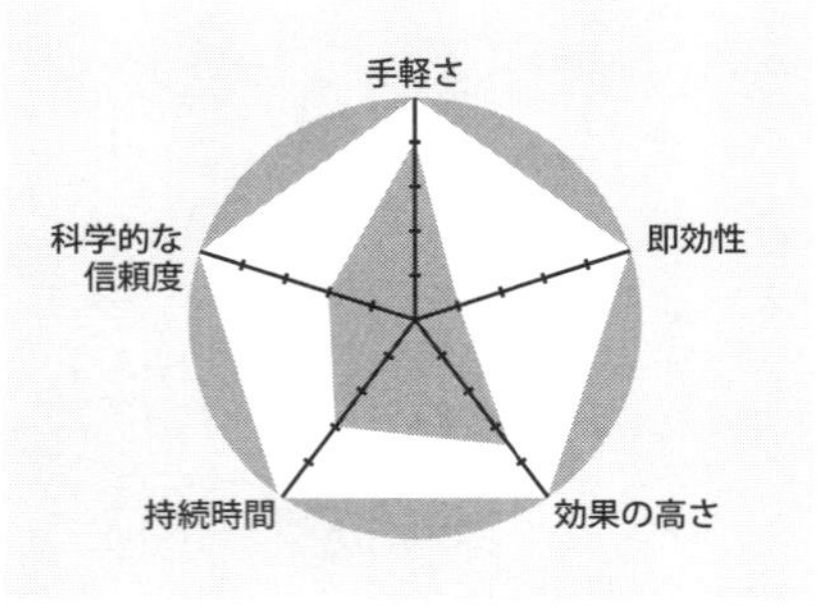

伝統食の研究で有名なハーバード大学のエヴァ・セルハブ博士は、発酵食品とメンタルの

関係について、こう解説しています(※29)。

「さまざまな集団を調べたところ、**伝統的な食生活を続ける人たちほどうつ病や不安障害の発症数が少なかった。**

特に近年の調査によれば、昔ながらの健康的な食生活はうつの発症リスクを25〜30%ほど下げるようだ。さらに、納豆の消費量が多いことで知られる日本の伝統的な食生活も、うつの症状を減らすことが判明している。(中略)伝統的な食生活でおなじみの発酵食品は、**腸内環境をよくして脳の健康に良い影響をあたえる**潜在力を持っている」

発酵食品は腸内環境を整えてくれるだけではありません。たとえば、古来から食べられてきた発酵肉や発酵魚にはアグマチンやポリアミンといった成分がふくまれており、脳の機能をアップしてくれることが数々の実験でわかっています。脳の健康を維持するためにも、積極的に毎日の食事に取り入れていくべきでしょう。

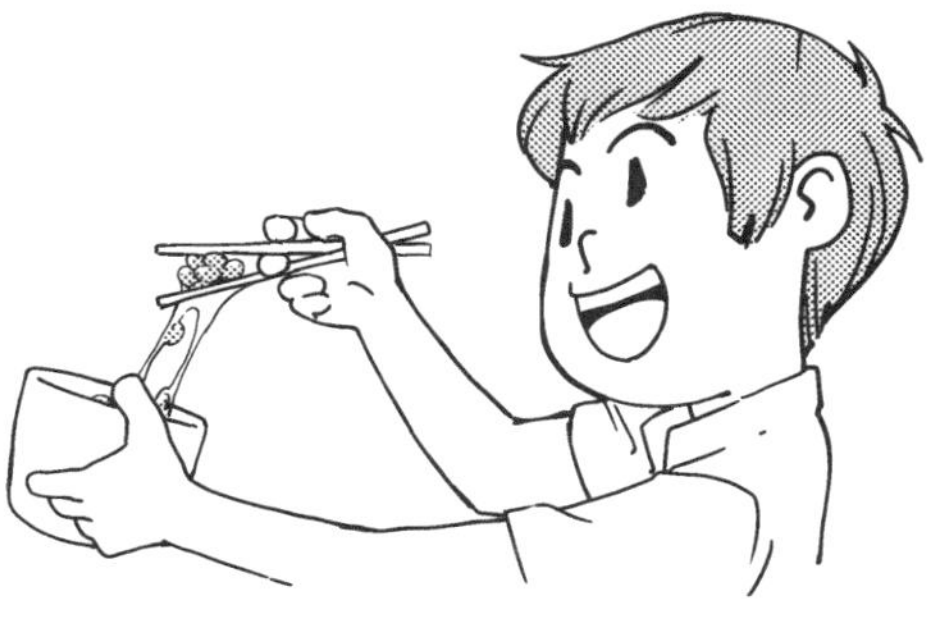

Fix 21

プロバイオティクス

「プロバイオティクス」は、体にいい微生物をカプセルに詰めたサプリの総称です。本来は下痢や便秘がちな人が使うものですが、ここ数年の研究で、**メンタルの改善に効く可能性が浮かび上がってきました。**

たとえば、2011年の実験では、「L・ヘルベティカス」と「B・ロングム」という2つの菌をふくむプロバイオティクスを飲んだ被験者は、1カ月で抑うつ症状が有意に改善(※30)。慢性疲労に悩む男女を対象にした別の実験でも、「カゼイ菌」を飲んだグループはストレスレベルが減少しています(※31)。

腸内とメンタルの関係を考えれば、プロバイオティクスがメンタルの改善に効く可能性は十分にあるでしょう。

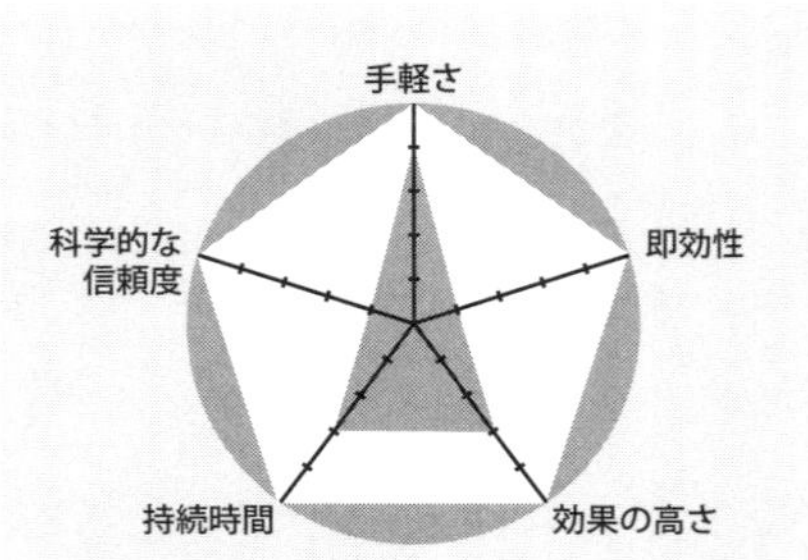

[プロバイオティクス]

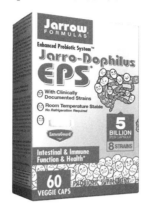

Jarrow Formulasの「Jarro-Dophilus EPS」(約3200円)には、
臨床試験で使われた菌種と同じものが入っている

ただし、プロバイオティクスとメンタルの関係は研究が始まったばかりの分野であり、発酵食品ほどは信頼に足るデータが出ていません。手始めに発酵食品を取り入れてみて、目立った変化がないようであれば、**あくまで補助としてプロバイオティクスを使う**ようにしましょう。

また、腸内環境は個人差が大きいため、効果が出やすいプロバイオティクスの種類も人によって異なります。ここでは先述の実験で使われたのと同じ菌をふくむ商品を紹介しておきますが(上写真)、効果がイマイチだった場合は、他のプロバイオティクスも試してみてください。

Fix
22 リジン＆アルギニン

リジンとアルギニンは、2つとも必須アミノ酸の一種です。体内では合成できないため、積極的に食品から摂取しなければなりません。

どちらも人体の修復や成長に欠かせない成分で、ストレスに弱い人の多くは、この2つが不足しがちな傾向があります。そのため、ここ数年はメンタルの改善にアミノ酸を使うケースが増えつつあり、**「アミノ酸セラピー」なる言葉も登場**したほど（※32）。それぐらい、アミノ酸は私たちのメンタルを左右します。

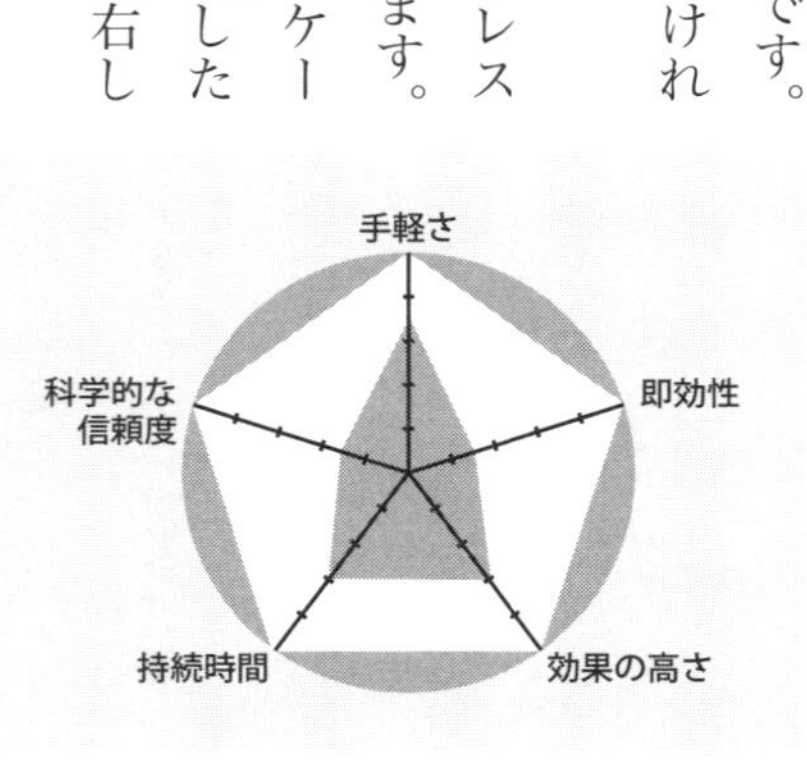

もちろん科学的な検証も進められており、2017年の実験では1日にアルギニンとリジンをそれぞれ2．5gずつ飲んだグループは、前より**11％も不安感が改善した**と言います（※33）。まだエビデンスとしては限定的ですが、生まれつき不安傾向が強いような人は、試して

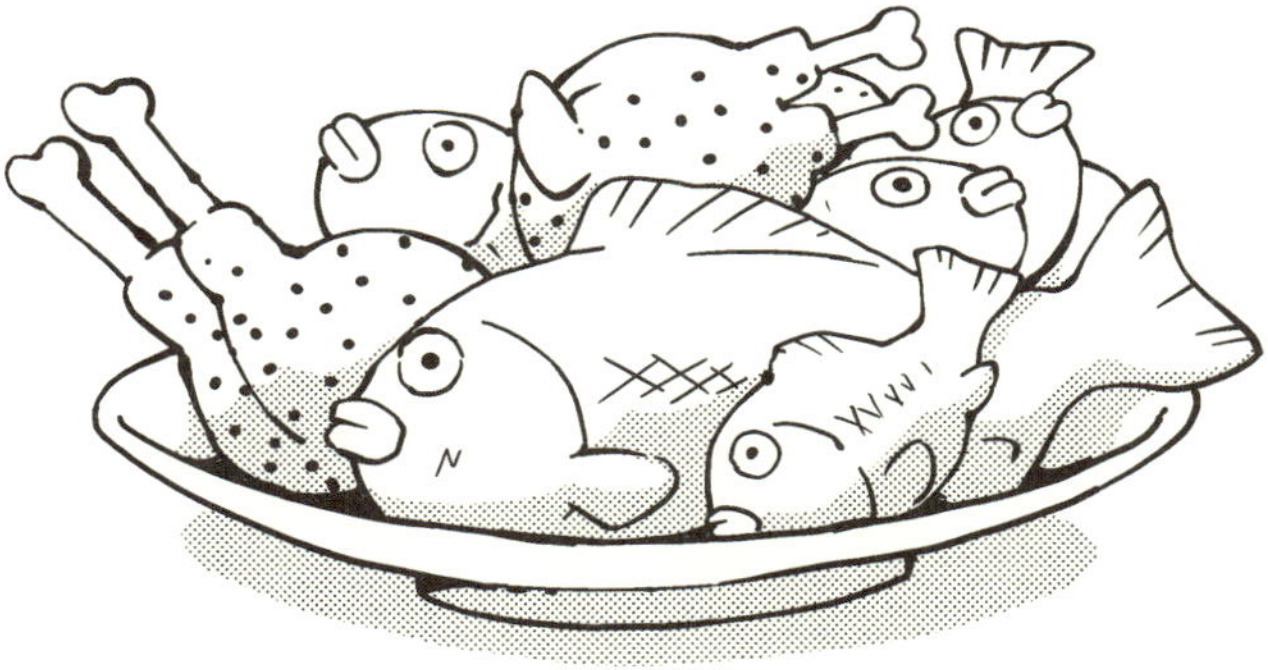

リジンとアルギニンはサプリも販売されているが、
コスパの面から言っても鶏肉などからとる方がいい

損はありません。

リジンとアルギニンは、どちらも肉類と魚介に多くふくまれています。特に鶏肉や豚肉、サバ、カツオなどは非常に優秀な食材なので、それぞれ毎日100～200gは摂取してください。

また、リジンは、**マグネシウムというミネラルと組み合わせる**と、さらに大きな効果を発揮します。こちらは、ワカメや昆布などの海藻類に多いので、肉類とセットでとるのがおすすめです。

ちなみに、サプリも販売されていますが、アミノ酸は食品で十分に摂取できます。ちゃんと肉類を食べましょう。

Fix 23 トリプトファン

トリプトファンは、肉類に多くふくまれる必須アミノ酸の一種です。脳の働きに必要なホルモンの原材料になる成分で、不足するとメンタルに大きなダメージがあることがわかってきました。

たとえば、ノースダコタ大学が行ったレビュー論文によれば、食事からのトリプトファンが足りないと、ストレスに弱くなったり、頭の回転が低下したり、論理的な思考力が衰えたりといった問題が起きます(※34)。ストレスに負けないメンタルを保つだけでなく、**頭の働きをシャープにしておくためにもトリプトファンは必須**の栄養素なのです。

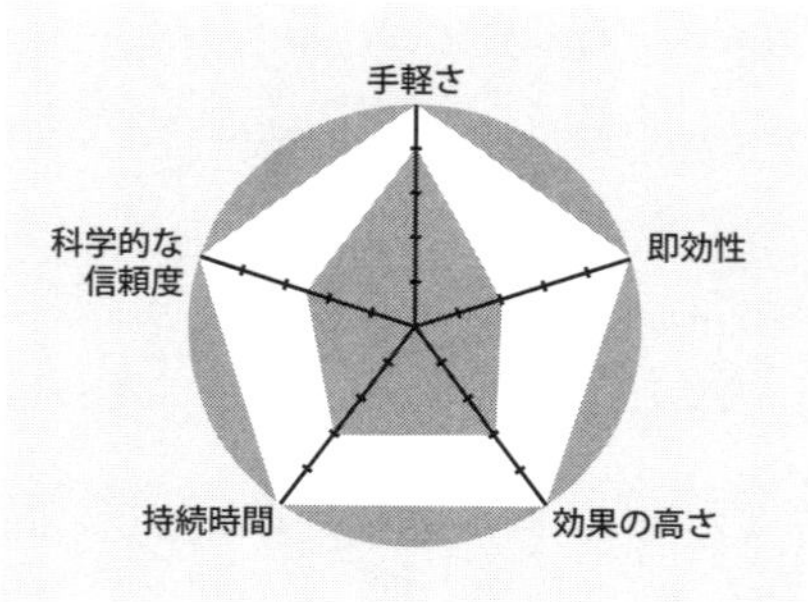

トリプトファンにはサプリも存在しますが、基本的に高価なので、まずは食事から補うこ

[　トリプトファン　]

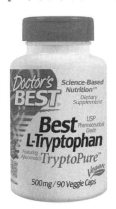

トリプトファンが不足すると、一気にストレスに弱くなってしまう。
おすすめはDoctor's Bestの「Best L-Tryptophan」。約2000円

とを考えてください。具体的には、卵、鶏胸肉、魚(特に鱈かサーモン)、ジャガイモ、バナナ、カッテージチーズなどを毎食ごとに取り入れてみれば、1日の必要量は達成できます。

もしサプリを使う場合は、1日2～6gを2回にわけて服用。睡眠の改善作用もあるため、ストレス性の不眠にお悩みの場合は、寝る前に飲んでみるのも有効です。

ただし、サプリについては、あくまで**日常の食事でトリプトファンが不足している人にしか意味がない**ので注意してください。日々の摂取量が十分な人は、いくらサプリを飲んでも効果は出ません。

Fix 24

カフェイン・リセット

シャキッとしたい時の定番といえばコーヒーです。朝一杯のコーヒーが習慣になっている方も多いでしょう。

しかし、意外と知られていないのが、**自分を元気にしてくれるはずのコーヒーが、実はストレスの原因になっている**かもしれない点です。

◉カフェインで脳が逆に疲れる理由とは?

その理由は、コーヒーにふくまれるカフェインの作用にあります。まずは、カフェインが脳を元気にしてくれる理由を見てみましょう。

1. カフェインが脳に達して、疲労物質(アデノシン)の働きをブロック

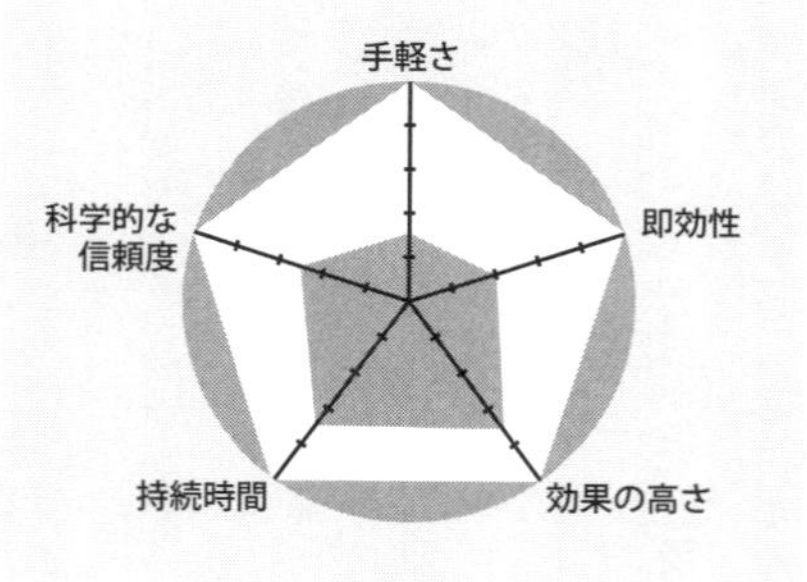

2. 疲労物質が効かなくなったおかげで脳が元気になる

要するに、カフェインは脳の疲労センサーに貼り付き、一時的に疲れをブロックしてくれるわけです。

ところが、どんなに優秀な薬でも使い過ぎれば効果が薄れていくように、カフェインの効果にもやがて限界が来ます。毎日のように大量のカフェインをとっていると、少しずつ**脳が疲労センサーを増やしていく**からです。

これは近年のカフェイン研究で明らかになった事実で、いったん脳の疲労センサーが増えると、**いくらカフェインを飲んでも意味はなくなります**。それどころか、無闇にセンサーが増えたせいで、以前よりも疲労物質の効き目が強くなり、後はひたすら脳が疲れていくのです。

◉カフェインの悪影響をリセットしよう!

この問題を解決するには、いったんコーヒーやエナジードリンクを完全に止めて、カフェインをリセットするしかありません。
２０１０年にリスボン大学が行った調査によれば、**脳の疲労レセプターが復旧するまでの時間は7～12日間**。この間は、カフェインが入った飲み物はすべて断ち、水や麦茶、ハーブティなど、カフェインが入っていない飲み物だけを口にするようにしてください。コーヒーはもちろん、緑茶、紅茶、ウーロン茶、ココアなどもＮＧです（※35）。

実際にやってみるとわかりますが、毎日のカフェインが習慣になっていた場合、**最初の3日間ぐらいは禁断症状が起きます**。１日中眠気が去らなかったり、軽い頭痛が起きたりと、とにかく色々な不調に悩まされる可能性が大です。

が、ここでまたカフェインを飲んでしまったら元の木阿弥。どうにかやり過ごしているうちに、**少しずつさわや**

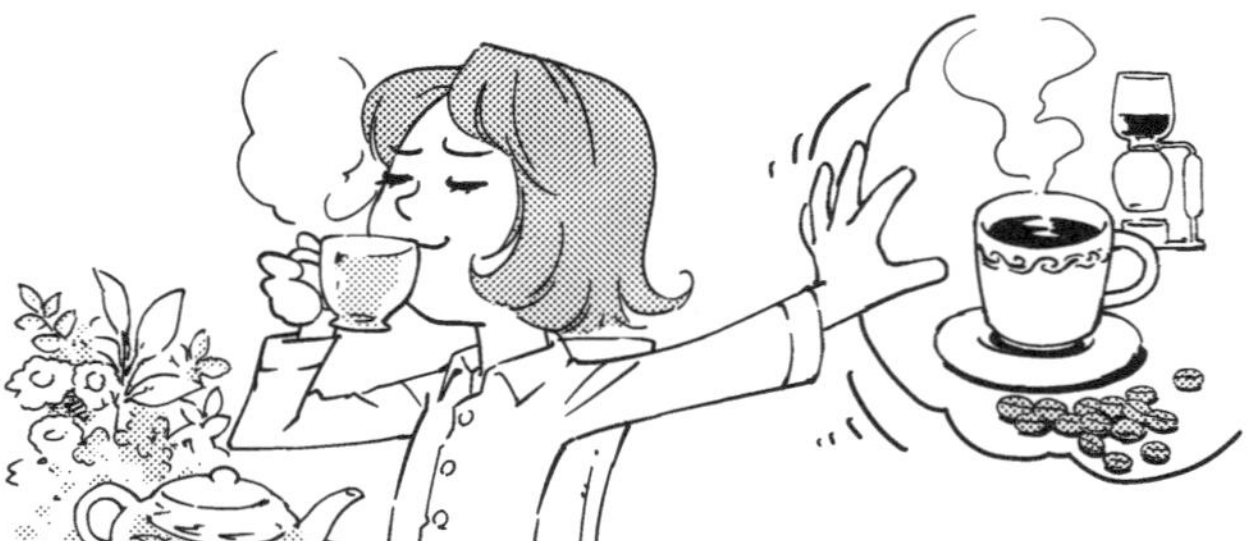

かな気分に移り変わっていくでしょう。

◉カフェイン・リセットが効く人 効かない人

もっとも、カフェイン・リセットの効果は人によってかなり異なります。カフェインの作用は遺伝の影響が大きく、生まれつきまったく悪影響が出ない人も意外と多いからです。

ハーバード公衆衛生大学院の調査によれば、カフェインの強さは、個人によって次のように変わります(※36)。

・**高カフェイン感受性**：1日100mg以下のカフェイン(コーヒー1～1.5杯)でも、不眠や焦り、心拍数の上昇などが起きる。

・**中カフェイン感受性**：1日200～400mgまでのカフェイン(コーヒー2～3杯)なら副作用が起きない。大多数の人はここにふくまれるため、多くのガイドラインでは、1

日のカフェイン量を300㎎に設定しています。

・**低カフェイン感受性**：1日に500㎎以上のカフェイン（コーヒー5杯以上）でも何も起きない。寝る前にコーヒーを飲んでもグッスリ眠れるレベルで、全人口の約10％ぐらいがここに入る。

つまり、1日1本のコーヒー缶で悪影響が出る人がいれば、1リットルをがぶ飲みしても問題ない人もいます。もしあなたに高カフェイン感受性の疑いがあるようなら、ぜひカフェイン・リセットを試してみてください。

Point

生まれつきカフェインに弱い体質の人は、1週間から12日のカフェイン抜き生活を試してみよう

Fix 25 アダプトゲン

次のページからは、「**アダプトゲン**」と呼ばれるストレス対策を紹介していきます。

「アダプトゲン」とは、ストレス解消の効果を持ったハーブの総称です。昔から、**一部の植物には高い鎮静作用がある**ことが知られており、漢方やアーユルヴェーダの世界などでも、ストレス対策に広く使われてきました。

ここでは、なかでも複数の研究で効果が認められたものだけを取り上げます。「栄養のアンバランス」という視点からはやや外れてしまいますが、いずれも不安やイライラへの高い作用が確認されており、ストレス対策のサポートとして役立ってくれるでしょう。

ただし、くれぐれもアダプトゲンの飲み過ぎだけには注意してください。

いずれも作用が大きいだけに、長期の連用は**肝臓に負担をかけてしまう可能性**もあります。アダプトゲンは、あくまで短期的なサポート役として、商品ごとの用法と用量を守りながら使ってください。

Fix 26

カヴァ

カヴァは、南太平洋で嗜好品として使われてきたハーブのひとつ。強い鎮静作用を持っており、不安になりやすい人などには大きな効果が期待できます。

科学的な証拠の豊富さではトップクラスで、たとえば24の論文をまとめたメタ分析では、「確実に不安に効くサプリのひとつ」に選ばれていたり、不安に悩む198名の男女を対象にした研究でも明確な変化が得られています(※37、38)。**これだけデータがそろった抗ストレスハーブは他にありません。**

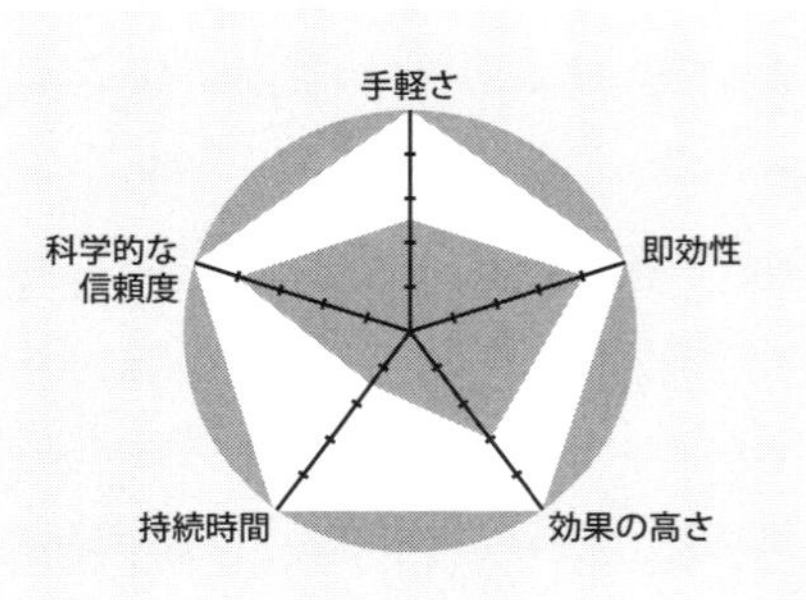

カヴァの主な効果は、不安、イライラ、ストレスから来るめまいの緩和などです。緊張をほぐす作用が大きいため、ストレスで夜に眠れなくなってしまうような人にも大きな効果を発揮します。

［　カヴァ　］

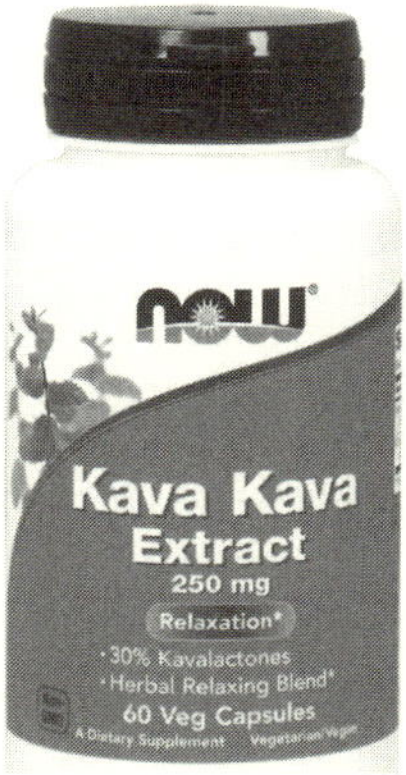

日本では購入できないため海外サイトを使う必要がある。
おすすめはNOW社の「Kava Kava Extract」。約2500円

カヴァの用法は、**1日に150〜300mgがベスト**。不眠の対策に使いたい時は、寝床に入る1時間前に210mgを使用してください。

ただし、残念ながらカヴァのサプリメントは、いまのところ日本では購入することができません。試してみたい場合は、「iHerb」(https://jp.iherb.com/)のような海外サイトを使うといいでしょう。

基本的にカヴァは安全なハーブですが、およそ1．5％の人は肝臓に悪影響が出るとの報告も出ています。**肝臓が弱い人、肝臓に障害がある人、酒が好きな人などは、使用をひかえてください**。

Fix 27

アシュワガンダ

アシュワガンダは、アーユルヴェーダの世界などでは昔から有名なハーブで、不安やストレス対策などに広く使われてきました。

その効能には長らく賛否がありましたが、2014年にアップステート・メディカル大学が大規模なメタ分析を行い、信頼度の高い報告を行っています(※39)。これは5件の臨床データをまとめて大きな見解を出したもので、結論は以下のようなものでした。

・1日に約300㎎のアシュワガンダを飲み続けると、不安レベルが30．5%減り、ストレスレベルが44%減る

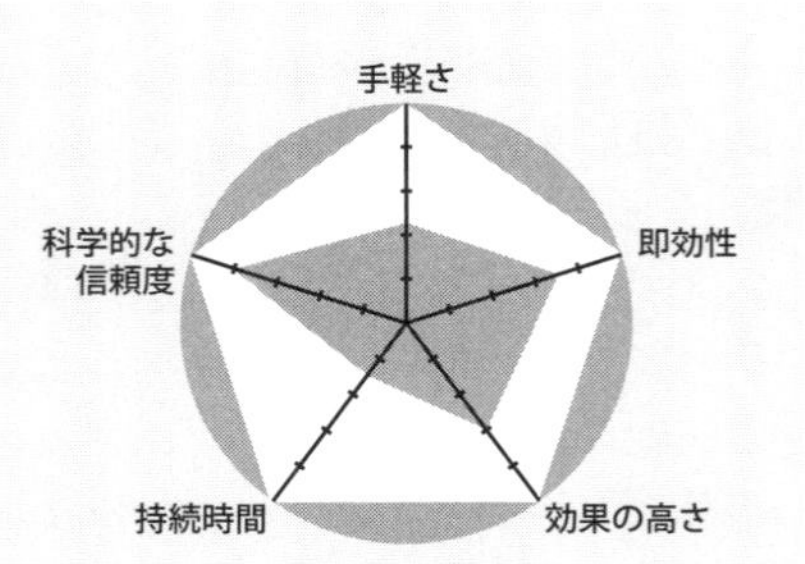

［ アシュワガンダ ］

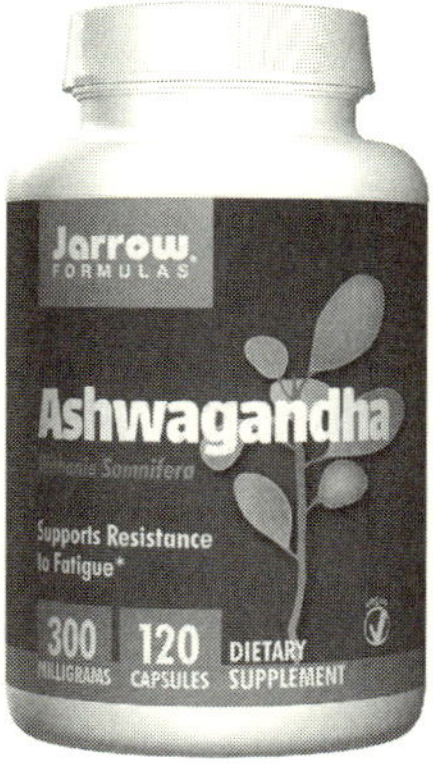

ストレスに効くハーブとしては、もっともデータ数が多いものの一つ
おすすめはJarrow Formulasの「Ashwagandha」。約1500円

どうやら、**日常的にストレスが多い人にほど、アシュワガンダが効果を発揮してくれそう**です。

この他にもアシュワガンダには興味深いデータが多く、1日に125～500㎎を60日間飲んだ男女の幸福感が上がったり（※40）、1日300㎎を8週間飲んだらモチベーションに改善がみられたりといった報告が出ています（※41）。これらの結果はまだ追試で確認されたわけではありませんが、アシュワガンダが総合的にメンタルへ良い影響をもたらす可能性は高そうです。

適切な用量は1日300㎎から。自分の体調と相談しつつ、上限が1日600㎎を越えないように注意してください。

Fix 28

パッションフラワー

パッションフラワーは、南アメリカが原産の植物。日本ではトケイソウの和名で知られ、観賞用として世界中で親しまれています。

が、実はこの花、カヴァと同様に大きな鎮静作用があり、不安によるストレスにも大きな作用を持っています。

114ページで紹介したカヴァよりは検証データの数は劣るものの、2010年に行われた大規模な調査では、278人を越える被験者を対象に、**ハッキリと不安レベルが下がる現象が確認**されました。カヴァで効果が得られなかった場合は、パッションフラワーを試すのもいいでしょう(※42)。

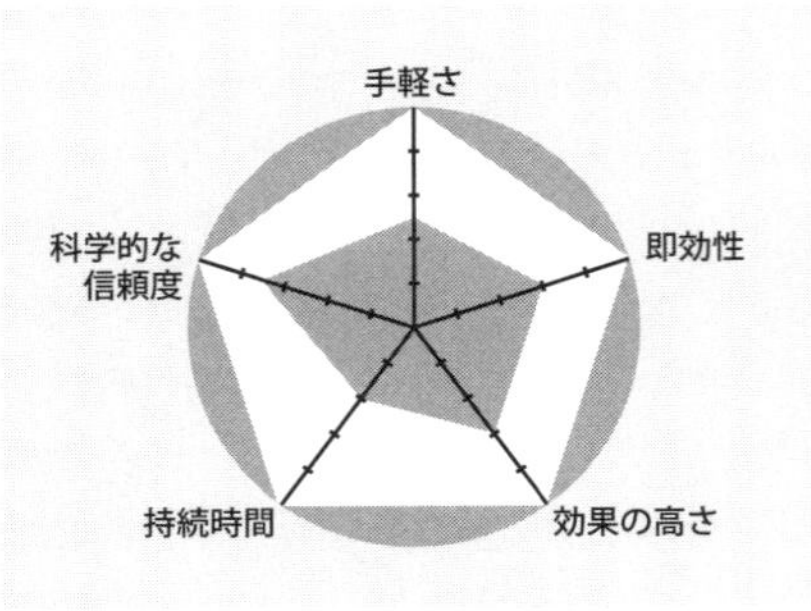

パッションフラワーでストレスが減るのは、おもに**脳内のGABAが増える**のが原因で

[パッションフラワー]

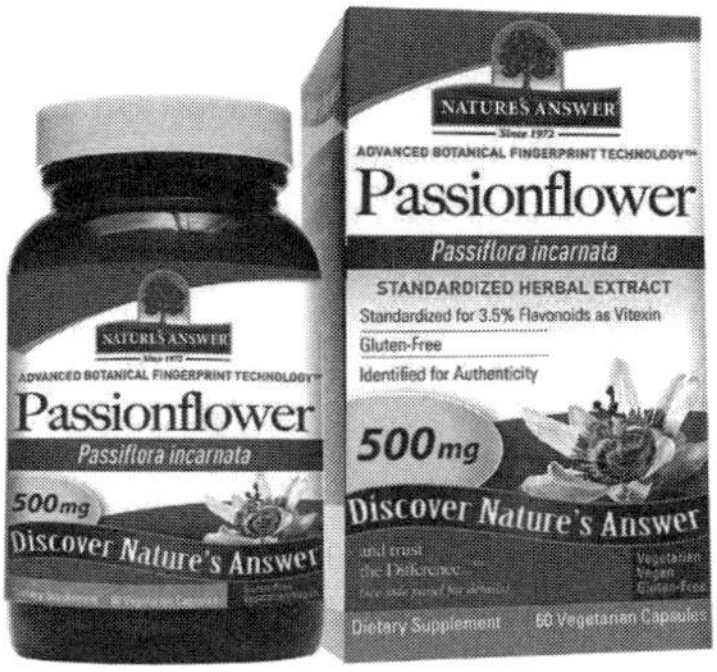

脳の神経伝達物質を整える働きがある。
おすすめはNature's Answerの「Passionflower」。約1000円

す。GABAは脳内の神経伝達物質で、不安になりやすい人ほど分泌量が減少しやすくなることがわかっています。その結果、脳の働きが下がっていき、さらにストレスを悪化させてしまうのです。

しかし、ここにパッションフラワーを使えば、脳内のGABAが増加。ストレスに強い脳に戻してくれるわけです。

パッションフラワーのサプリは、AmazonやiHerbのようなネットショップで購入可能。商品の形態によって適量は変わりますが、葉っぱをドライ状にしたサプリの場合は、1回あたり小さじ1杯分をとるといいでしょう。

Fix 29

バレリアン・ルート

「バレリアン・ルート」は、昔から睡眠の改善などに使われてきた植物です。根の部分に鎮静成分がふくまれており、ストレス性の不眠に効果を発揮します。「朝起きても寝た気がしない……」や「心配事があってなかなか眠れない……」といった方に向いたハーブです。

その効果には一定の評価があり、たとえば2010年にスペインで行われた大規模な調査では、「今後も詳細な実験は必要だ」としながらも、「**バレリアンは不眠に対して主観的な気分を改善するだろう**」との結論を出しています（※43）。

まだ客観的な数値（ストレスホルモンのレベルなど）に影響があるかは不明ですが、少なくとも**主観的に「よく眠れるようになった」と感じさせる**だけの作用はありそうです。

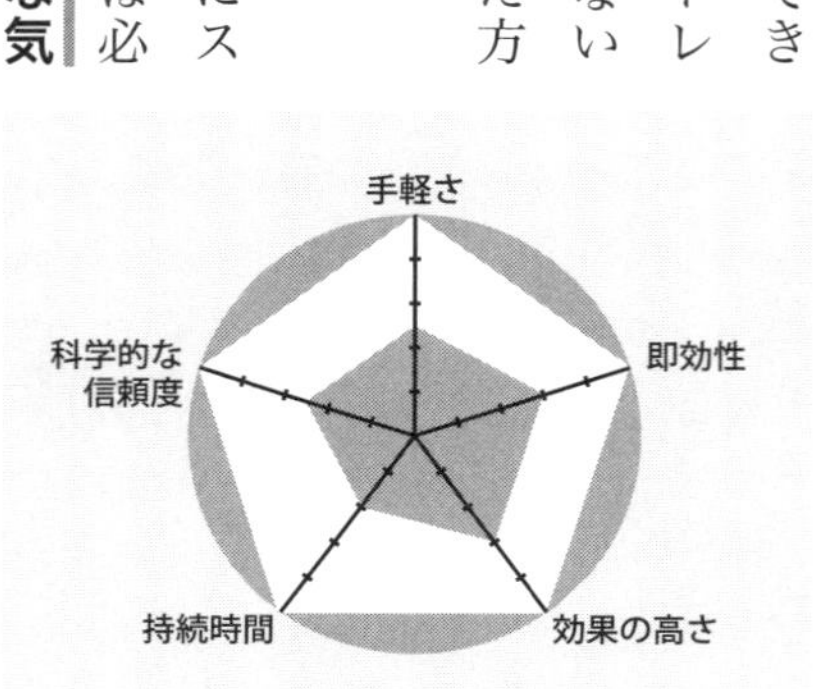

[バレリアン・ルート]

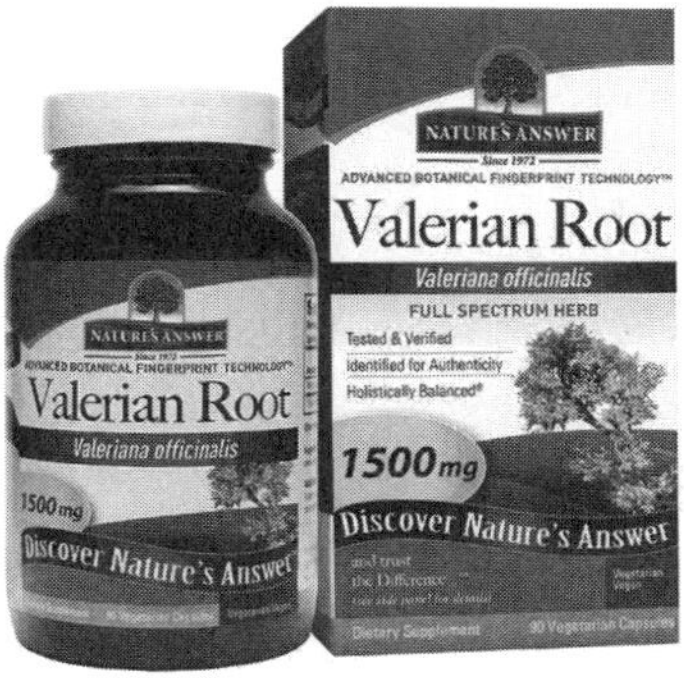

ストレス性の不眠に大きな作用を発揮する
おすすめはNature's Answerの「Valerian Root」。約1200円

バレリアン・ルートを試す時は、1回300〜900㎎を、寝床に入る30〜120分前までに飲んでください。

基本的には12000人を越す試験で安全性が確認されたサプリですが、一部の人からは、頭痛や胃の不快感といった副作用も報告されています(※44)。

まずは1日300㎎からスタートして、なんの変化もないようなら、自分の体調をよく確認しながら少しずつ用量を増やしていくといいでしょう。その場合でも、念のために4〜8週間以内の利用にとどめるようにしてください。

Fix 30 サフラン

「サフラン」がストレスに効くと言われれば、意外に思われる方も多いかもしれません。パエリヤやリゾットの香りづけなどに使われる定番のスパイスに、そんな効能があるとは考えにくいでしょう。

しかし、これは信頼度の高いデータで裏づけられた、まぎれもない事実。２０１７年に、オーストラリアのマードック大学が、質の高い実験をまとめた分析を行っています（※45）。

その結論は、次のようなものです。

「プラシーボとくらべて、サフランには中程度のうつに対して大きな治療効果が認められた。また、抗うつ剤の効果とくらべた場合でも、サフランには同じレベルの効果がある」

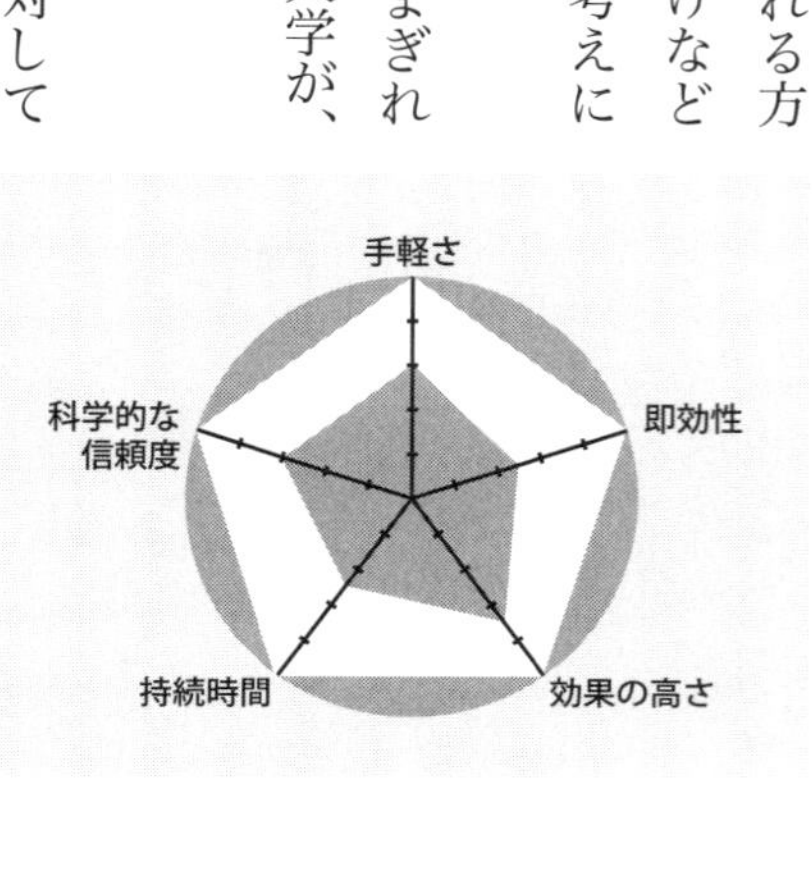

なんとサフランには、プロザックやトフラニールといった**向精神薬と同じぐらいメンタ**

[サフラン]

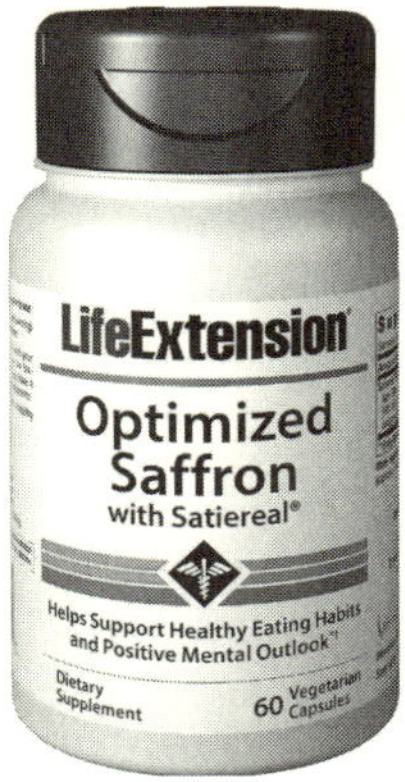

信頼度の高い研究でメンタルの改善効果が確認されている。
おすすめはLife Extensionの「Optimized Saffron」。約3000円

ルに良い影響があるというのです。

ここまでサフランが効くメカニズムはまだハッキリしていませんが、いまのところは**クロシンという成分が有力視**されています。これは、高い抗酸化作用を持った成分で、激しいストレスにともなう体内の酸化ダメージをやわらげてくれるようです。

再び研究者の言葉を引きましょう。

「過去10年の研究からわかったのは、ストレスやうつ病に悩む人たちの多くは体内の炎症レベルが高く、フリーラジカルによる酸化ストレスも多いことだ」

多くの実験データによれば、サフランの用量は1回15㎎。これを1日に2回ずつ、6～8週間ほど飲み続けてみてください。

根本原因
3

受容のアンバランス

◉コントロールできないものを受け入れられないストレス

ストレスが起きる根本的な原因の3つめは、「受容のアンバランス」です。これは、**コントロールできない人生の問題を受け入れられない状態**のこと。いまの問題をありのままに認められず、現実を否定し続けるせいで起きるストレスです。

たとえば、あなたが「**仕事で重大なミスをした**」としましょう。この時、たいていの人の反応は2パターンにわかれます。

パターン1　ミスしたのは事実だから、次は同じことをしないように気をつけよう

パターン2　あの時もっと早く仕事に手をつければミスなんて起きなかったのに……

「受容のアンバランス」が起きているのは、もちろんパターン2です。自分がミスを起こしたのはすでに確定した事実であり、**いくら悩んでもコントロールできません。**それにもかかわらず、いつまでも過去のことばかり考え続けていたら、嫌なことが頭の中で増幅されていくばかり。これではストレスが溜まって当然でしょう。

◉ネガティブな体験を避けるほどネガティブになる

さらに問題が大きくなるのは、自分の「感情」に対して「受容のアンバランス」が起きた場合です。

「不安な気持ちをいますぐどうにかしたい！」
「イライラなんてないほうがいい！」
「こんなに怒るなんて良くないことだ……」

誰でもネガティブな感情は嫌なものです。できれば避けたいところですが、人生に不快な体験はつきもの。どれだけ自宅に引きこもろうが、どれだけ人間関係を避けながら暮らそうが、**生きている限りネガティブな感情から逃れることはできません**。

しかし、ここで自分のネガティブな感情を受け入れられないと、マイナスの心理的なメカニズムが働き始めます。

1　イライラや不安から目をそむけて、「ないもの」としてあつかう
2　ネガティブな感情を強引に抑えつけるせいで、逆に「イライラと不安」に意識が向かう
3　意識が向かったせいで、**ネガティブな感情が必要以上に誇張される**
4　ストレスの悪化！

ネガティブな感情を避けたせいで、逆にメンタルに悪影響が出てしまうわけです。

この現象を、専門的には「**体験の回避**」と呼びます。近年の心理学では「体験の回避」こそが**メンタルを病む最大の原因のひとつ**だと考えており、多くの研究でも、日々のストレスが大きい人ほど、**自分の「緊張感」や「不安感」を認めるのが苦手**なことがわかっています。

つまり、本当にストレスに強くなりたいなら、ネガティブな体験を避けるのは最悪のミス。現実的には、**「受容」の精神を育てながら、人生のリアルを積極的に受け入れていくしかない**のです。

◉「受容」の精神は神経症の治療などにも使われている

アメリカのノースウエスタン大学の心理学部は、2013年の論文で「受容」の精神を次のように定義しています(※46)。

「その瞬間に起きる物事を、そのままに認識すること。**楽しいことも辛いことも、起きるままにまかせることだ**」

言わずもがな、人生には良いことも悪いことも起きますし、そのたびに私たちの感情もポジティブとネガティブの間を往復し続けます。

ならば、そのような一時の感情の動きに左右されずに、自分の内面に起きた変化をただ受け入れたほうがよほど建設的でしょう。これが、「受容」の基本的なアイデアです。

おそらく、この感覚は日本人にとって周知のものではないでしょうか？
「ゆく河の流れは絶えずして、しかも、もとの水にあらず」という「方丈記」の書き出しや、「折節の移り変るこそ、ものごとにあはれなれ」と讃えた「徒然草」の一説など、日本には世の無常を意識した文学が多く存在しています。事実、この「受容」の考え方も、**西洋の心理学が東洋思想を取り入れる形で生まれた**ものです。

というと、なかには抹香臭い人生訓のような印象を持つ方もいるかもしれません。いかに「受容」が大事だと言っても、実効性のない精神論でしかないのではないか、と。

しかし、近年では、実際に「受容」の精神が多くの心理療法で大きな効果を上げています。たとえば、一部のアルコール中毒や神経症の治療現場では、セッションを開始する前に、次のようなフレーズを患者に暗唱させます。

「変えることのできるものについて、
それを変えるだけの勇気をわれらに与えたまえ。
変えることのできないものについては、

それを受けいれられる冷静さを与えたまえ。
そして、変えることのできるものと、変えることのできないものとを、
見分ける知恵を与えたまえ」

これは、アメリカの神学者ラインホルド・ニーバーが作った詩の一節。治療の前にこの言葉を頭にたたき込み、ネガティブな感情を受け入れる土台を作っていくわけです。この心構えがあるとなしでは、治療の効果に大きな差が出ることもわかっています。

それでは、「受容」の精神を鍛えていくための方法を具体的に見ていきましょう。

Point

コントロールできない感情やトラブルを受け入れるために、「受容」の精神をトレーニングしていこう!

Fix 31 受容レベル診断テスト

何をするにも、最初は現状の把握が欠かせません。まずは、自分の「受容レベル」を測ってみましょう。

くり返しになりますが、**「受容」とは自分の不安や緊張感をありのまま受け入れる**こと。つまり、「受容レベル」が低い人ほど不安や緊張から目をそらす傾向があり、その分だけストレスに弱くなっていきます。

ここで紹介するのは、カナダのライアソン大学が開発した「SA－AAQ」という心理テストです。おもに対人不安をするために作られたもので、たった8つの質問に答えるだけで、あなたの「受容レベル」を判断できます(※47)。まずはこのテストを使って、自分が**普段どれぐらいネガティブな体験を避けているのか**をチェックしてみましょう。

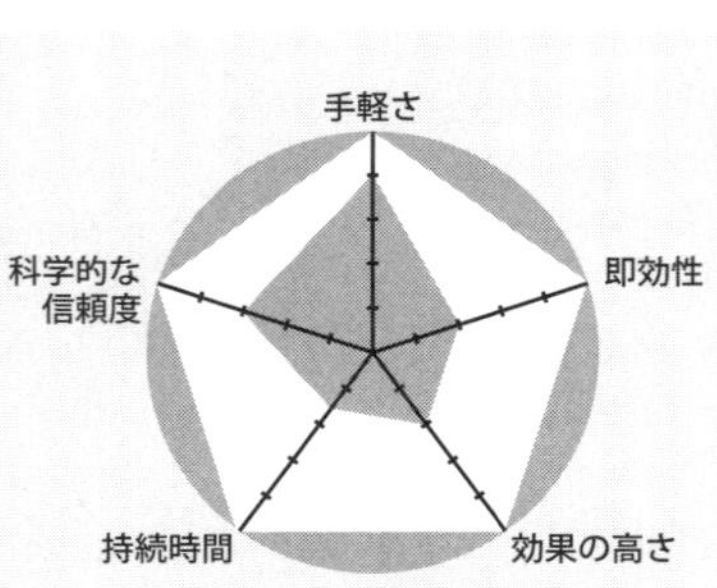

[SA-AAQ]

以下の質問に1点（まったく当てはまらない）～7点（完全に当てはまる）の範囲で点数をつけていく。

1 コミュニケーションの不安は、自分にとって価値のある人生を送る妨げになっている

2 社交不安について考えないように、自分に言い聞かせることがある

3 コミュニケーションの不安をなくすために、人生で大事なものを犠牲にしていることがある

4 不適切なコミュニケーションをする自分を批判してしまうことがある

5 人生で大事な決断をする前には、自分の社交不安を減らさなければならない

6 自分がコミュニケーション不安に対して抱いている「考え方」が良いものなのか悪いものなのかを、よく考えてしまう

7 自分の社交不安は、自分が生きたい人生を送るジャマにはならない

8 コミュニケーションで不安になっても、自分では認めないことがある

採点方法

1 奇数の質問の数字を足して平均値を出す
2 偶数の質問の数字を足して平均値を出す
3 それぞれの平均が4以上の場合は一般的な人よりも症状が深刻だと考えられる。

Fix 32 アクセプタンス・ワードセラピー

◉まずは名言で受容の精神を学ぼう！

「受容」の概念は、なかなか実感として理解するのが難しいものです。いきなり「イライラや不安をありのままに受け入れてみよう！」と言われても、どうしていいかわからないのが普通でしょう。

そこで、手始めにおすすめなのが「アクセプタンス・ワードセラピー」です。これはアメリカのノースウエスタン大学が考案したトレーニングで、受容の精神をつかむために大きく役立ちます（※48）。

その方法とは、**受容の精神を表現した名言を読む**というもの。先の例であげた「方丈記」

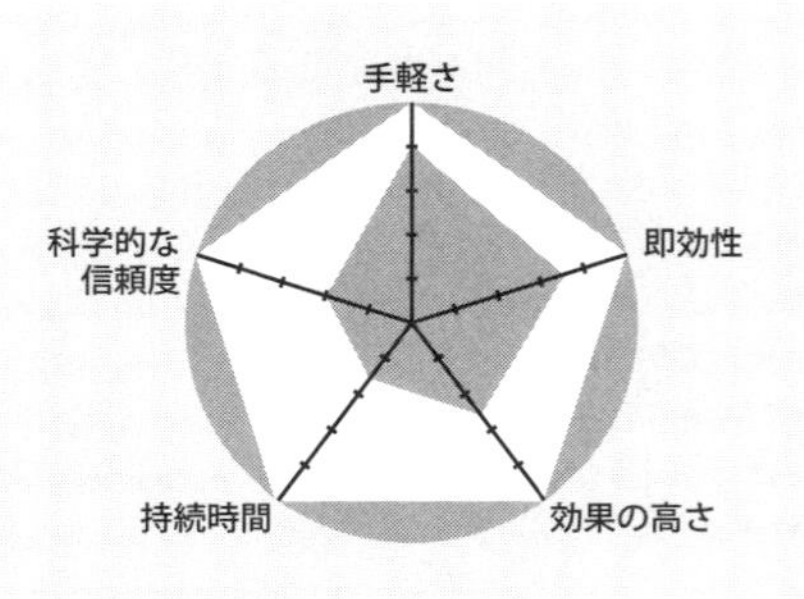

や「徒然草」のように、受容の重要性を表した古典に触れて、少しずつ感覚を染み込ませていくわけです。

たかが「名言を読むだけか」と思うなかれ。ノースウエスタン大学の実験によれば、食べ過ぎのストレスに悩む参加者に名言を読むように指示したところ、こんな変化が確認されました。

- **名言を読まなかったグループに比べて、ストレスによる食べ過ぎが60％減少**
- **ストレスによるムダな買い物に手を出す確率も50％減少**

どうやら名言を読んだグループは自然と受容の精神が高まり、そのおかげでセルフコントロール能力も高まったようです。やはり名言のパワーは侮れません。

それでは、この研究で実際に使われた名言をご紹介します。何度かくり返し読んで、味わってみてください。

[アクセプタンス・ワードの例]

1 「しがみつくことが私たちを強くすると考える者もいるが 時には手放すことが私たちを強くするのだ」ヘルマン・ヘッセ

2 「手放すことは相手に愛を伝える手段のひとつである」作者不明

3 「わたしたちは、先に死んだ者たちのことを決して忘れたがらない。しかし、心に留めておいてほしい。忘却は世界の終わりではない。新しい人生の始まりなのだ」作者不明

4 「誰かへの怒りにこだわることは、その嫌いな相手が、あなたの頭に住み着く権利を無料であたえたのと同じだ」アン・ランダース

5 「わたしたちが本当に練習すべきことはひとつだけ。お互いの存在を手放すことだ。しがみつくことは誰にでもできる。そんなことは学ばなくてもいい」リルケ

6 「ひと呼吸ごとに受容と解放のチャンスがおとずれる。愛情を受け入れ、痛みを解放する」ブレンダ・マッキンタイヤ

7 「ときどき、自分がしがみついているものに本当の価値があるのか確かめ、手放さねばならない」作者不玥

8 「わたしたちは、計画した人生をあきらめる意志を持たねばならない。未来に待ち受ける人生を受け入れるために」
ジョセフ・キャンベル

9 「老子は『自分を手放すと、自分になれる』とおっしゃいました。わたしは、自分の持ち物を手放したとき、必要なものが手に入りました。もがくのを止めたときに理想の仕事やパートナーが見つかったことは？ これが手放すことのパラドックスです。達成するために手放すのです」メアリー・マニン・モリッシー

10 「自分が何者であるかにこだわらなければ、自分になれるだろう」
老子

Fix 33 脱フュージョン

「脱フュージョン」は、近年の心理療法で広く使われるようになったテクニックです。できるだけ**ネガティブな思考と自分を切り離して、否定的な感情に巻き込まれないようにする**ために使われます(※49)。

たとえば、「自分は最低な人間だ……」などと考えてしまった場合、ここで何も手を打たなければ、「もう誰とも会わないようにしよう」→「家に引きこもって過ごそう」などと、ネガティブな行動が悪化していきかねません。このようなマイナスの連鎖を止めて、自分のネガティブな感情と思考を客観的に見つめ直すのが「脱フュージョン」です。

といってもイマイチわかりにくいので、定番の方法を見ていきましょう。

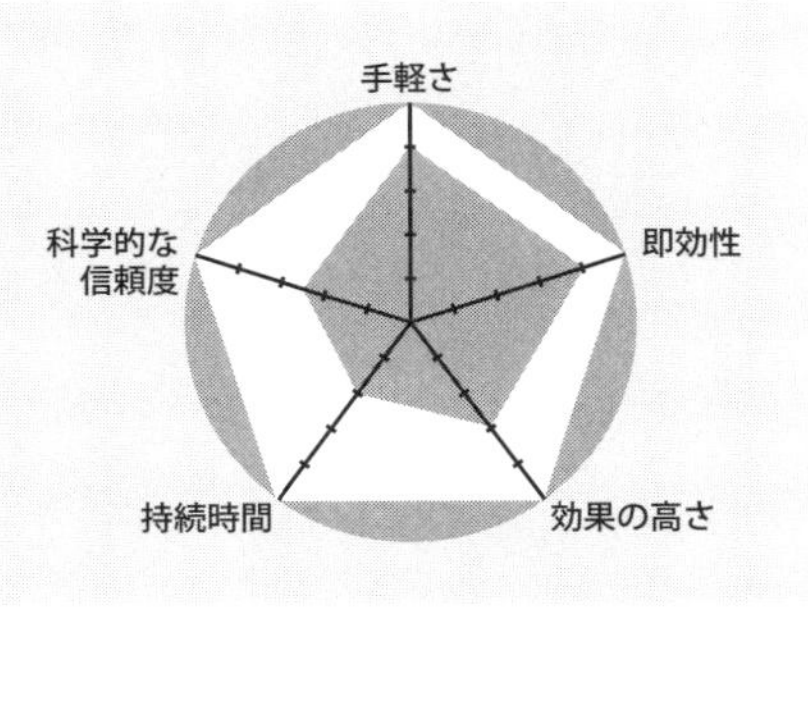

Fix 34

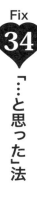

「…と思った」法

もっとも基本的で使い勝手がいい「脱フュージョン」です。具体的には、以下のようなステップで行います。

1 「自分は無能だ」や「ダメな人間だ」と思ったら、そのフレーズを小さな声で口に出してみて、自分のなかにどんな感覚が生まれているかをチェック。「胸がムズムズする」や「後頭部がズッシリ重い」など、体の感覚に気を配るとよい。

2 再びネガティブなフレーズを頭のなかでくり返しながら、その後に「…と思った」とつけ加えてみる。「自分は無能だ…と思った」や「ダメな人間だ…と思った」のように、5〜6回ほどリピート。

3 最後に、さらにネガティブなフレーズを頭のなかでくり返しながら、その後に「…と思ったことに気づいている」とつけ加えてみる。たとえば、「自分は無能だ……と思ったことに気づいている」や「ダメな人間だ…と思ったことに気づいている」のようになる。

この方法を何度か使うと、一気にネガティブな思考と距離を取れるようになり、嫌な感情に巻き込まれにくくなります。何か否定的なフレーズが浮かんだら、すかさず「…と思った」とつけ加えてみてください。

Fix 35 歌っちゃう法

ネガティブな思考を歌に変えてしまう「脱フュージョン」です。

1 ネガティブなフレーズが頭に浮かんだら、その思考を **「俺は〜ダ〜メ人間〜♪」** などと「ハッピーバースデー」のメロディに乗せて歌う(小声でも大声でもどちらでもOK)。

2 「ハッピーバースデー」で歌い終わったら、さらに同じネガティブフレーズを自分の好きな曲のメロディに乗せて歌う。暗い曲調のメロディでも構わない。

実際に行うときは、頭の中でメロディに乗せてもいいですが、できれば声に出して歌ってみてください。一気にネガティブ思考がアホらしく感じられ、少しずつストレスの波が去っていくはずです。

ただし、この方法はアホらしいことをするのがポイントではなく、「**どんなネガティブな思考でもたんなる言葉にすぎない**」ことを実感していくためのエクササイズです。その点に注意して行うと、さらに効果が高まるでしょう。

Fix 36 アニメ声法

ネガティブな思考を、アニメ声で言ってみる「脱フュージョン」です。

1 ネガティブなフレーズが頭に浮かんだら、その思考をアニメキャラのモノマネで言い直してみる(「ドラえもん」や「クレヨンしんちゃん」など)。

2 何度かくり返したら、同じネガティブなフレーズを、再び別のアニメ声で言い直してみる。

このテクニックが効く理由は「歌っちゃう法」と同じです。どんなにネガティブな思考でも、アニメの声で聞こえると、自分と思考の間に距離を作ることができます。使用するアニメキャラはなんでもいいですが、「ドラゴンボール」の孫悟空のように、しゃべり方の特徴が大きいものを選びましょう。

Fix 37 PCモニタ法

ネガティブな思考を想像のPCモニタに表示させてみる方法です。頭の中にイメージを浮かべるのが得意な人に向いています。

1 ネガティブなフレーズが頭に浮かんだら目を閉じ、そのフレーズがPCの画面にシンプルなフォントで表示されている様子を想像する。

2

想像のモニタに表示させたネガティブなテキストの色を派手なピンクに変えたり、フォントを明朝体や丸文字などに変えて遊んでみる。

3

想像のモニタに表示させたネガティブなテキストをシンプルなフォントにもどし、今度は1文字ごとにスペースを入れてみる。

4

再びネガティブなテキストをシンプルな表示にもどしたら、今度はその文字列を画面の下に移動させ、カラオケの歌詞表示のように、左から右へ色が変わっていく様子をイメージ。

このエクササイズをやっていると、ほどなくモニタ上

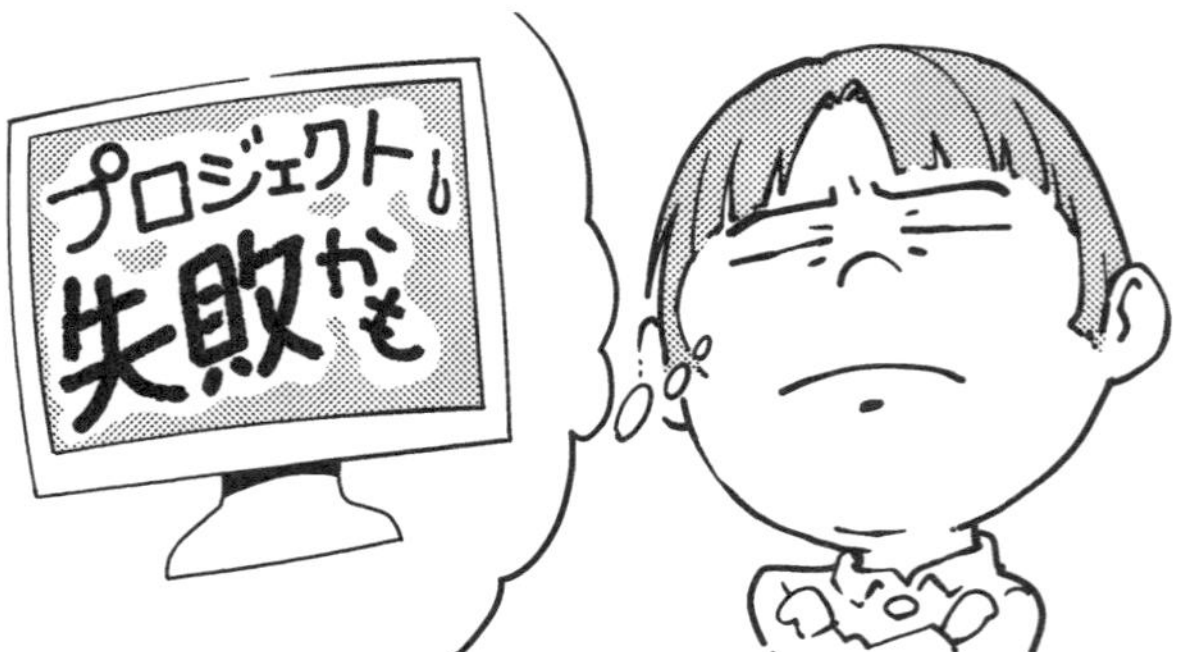

の文字列が自分とは何の関係もないかのように思えてくるはず。その結果、やはりネガティブな思考に巻き込まれるのを防ぐ効果があります。

Fix 38 おつかれさん法

ネガティブな思考に対して、優しい言葉をかけてやるテクニックです。

1 ネガティブなフレーズが頭に浮かんだら、その思考に「おつかれさん！」と言ってみる。「また失敗した…という思考、おつかれさん！」といった感じ。

2 ネガティブなフレーズがぶり返したら、再び「また来たね！ おつかれさん！」と何度もくり返す。

この手法は、**ネガティブな考えが文章や言葉として頭に浮かんでくるタイプ**の方に向いています。ネガティブなフレーズに向かって、親友をねぎらうかのように声をかけてやるのがコツです。

Fix 39 なぜ？法

嫌な感情や思考の原因を、ひたすら「なぜ？」と問い詰めていく方法。理詰めで物事を考えるのが好きな人に向いています。

1 「自分はダメな人間だ？」と考えたら「なぜ？」と自分に問いかけて答えを探す。

2 その答えが「仕事でミスをした？」だったら、さらに「なぜ仕事でミスをするとダメなのか？」と問いかけ、「…そう思ってしまうんだからしょうがない」と感じたら「なぜそう思うのか？」といったように、ひたすら原因を詰めていく。

このように、何度も「なぜ？」をくり返すうちに、やがて**ネガティブな思考に根拠がないことに気づく**はず。と同時に、ストレスもスッキリするでしょう。

Fix 40

箱に入れる法

頭の中だけで想像するよりも、何か現実の物体を使った方が取り組みやすい人もいるでしょう。そんな方におすすめなのが「箱に入れる法」です。

1 現実の箱(サイズは適当でOK)を用意。嫌な感情や思考がわいたら箱を開き、その感情が箱に注ぎ込まれていく様子を想像します。

2 「すべて思考が入った」と思ったら、あとは箱を閉めて放っておけば終了です。箱に入った嫌な感情を、現実の物体のように眺めてみてもいいでしょう。

Point

脱フュージョンでネガティブな思考と自分を切り離せば、いつしかストレスは自然に消えていく。

Fix
41
ポジティブ・ストレス・マインドセット

まえがきでもお伝えしたとおり、**ストレスは必ずしも悪玉ではありません**。短期間の適度なストレスであれば、あなたのモチベーションをあげ、仕事や勉強に対して取り組む手助けをしてくれます。

逆にまったくストレスを感じなかったら、多くの人は何のモチベーションもわかないでしょう。不安やイライラが一切なければ、目の前の作業やトラブルに対処する必要もありません。使い方しだいによって、ストレスは善にも悪にも変わるのです。

「ポジティブ・ストレス・マインドセット」とは、このような**ストレスのメリットへ意識的に目を向け、嫌な感覚を受け入れていくテクニック**です。

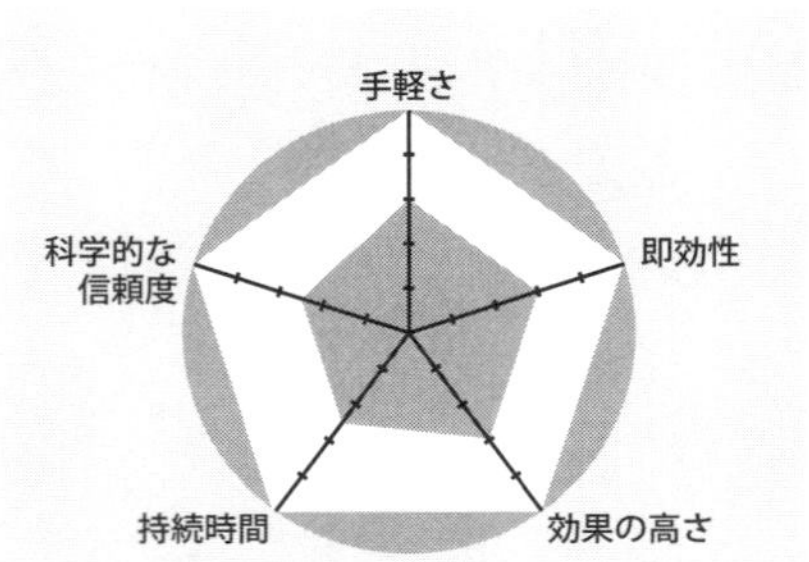

◉ストレスのメリットを理解すればストレスに強くなる

ドイツのマンハイム大学による実験では、171人のオフィスワーカーを集めて、「あなたはストレスに対してどう思っていますか？」と尋ねました。具体的には、

・**ポジティブ・ストレス・マインドセット**：「ストレスは集中力やモチベーションを上げてくれるし、メリットもたくさんある」と普段から考えている。

・**ネガティブ・ストレス・マインドセット**：「不快で嫌な気分になるから、できるだけストレスは避けたいものだ」と普段から考えている。

という2つのパターンについて調べています。そのうえで、被験者に1日に3回ずつ作業日記をつけさせ、全員が普段からどのように仕事に取り組んでいるのかをチェック。ストレスの考え方によって、モチベーションがどう変わるかを分析しました（※50）。

その結果、両グループには明確な違いが出ました。**ストレスに対してポジティブなマインドセットを持っている人ほど朝のモチベーションが高く、仕事に対して明確なスケジュールを立てる傾向があり、実際に1日の生産性も向上**。さらには、寝る前の疲労感も格段に低く、1日のメンタルの負担が少ない傾向もあったそうです。

一方で、ストレスに対してネガティブなマインドセットを持つグループの結果はさんざんでした。彼らは、仕事の量が増えるほど適切な対処を取らなくなる傾向があり、**最終的には疲れ切った状態で1日を終える**ケースが非常に多かったのです。ストレスへの考え方は、思ったよりも私たちの日常を左右しています。

◉理性的にストレスのメリットを理解しよう

ただし、だからと言って、無理やり「ストレスはいいものなんだ!」と言い聞かせるのはやめてください。本当は信じてもいないのにポジティブな態度を取るのは無理ですし、逆にいらぬストレスが増える原因になってしまいます。

大事なのは、**理性的にストレスのメリットを理解する**ことです。

先述のとおり、短期的な不安やイライラは、「この作業をやらないとマズい！」や「何か対策を立てなければ！」という気持ちを駆り立ててくれます。健康や仕事の生産性を下げるのはあくまで長期的なストレスで、短期的な心の負担で済んでいるうちは、**私たちの人生を前に進める起爆剤にもなってくれる**のです。

この点さえ理解しておけば、急なストレスを感じた時でも、「この不安のおかげで作業に取り組めるのだな…」や「イライラのおかげで対策を取る気持ちになっているのだな…」といった気持ちが生まれます。この心の余裕により、あなたはストレスに呑み込まれなくなり、逆にストレスを受け入れられるようになるはずです。

Point

短期的なストレスには良い面も悪い面もある。良い面を理解してストレスのメリットを活かそう！

Fix 42

ブリージング・メディテーション

◉不安のストレスには間違いなく瞑想が効く

「ブリージング・メディテーション」は、呼吸に意識を集中しながら行う瞑想の一種です。瞑想というとスピリチュアルな印象もありますが、ここ数年はメンタルの改善効果が認められ、企業が研修に取り入れるケースも増えてきました。

数ある瞑想研究の中でも信頼性が高いのは、２０１５年にジョンズ・ホプキンス大学から出た論文です。過去に行われた約2万件の瞑想実験から質が高いデータだけを選んだもので、現時点では一番バランスが取れた内容になっています。その結論は、次のようなものでした(※51)。

「うつ、不安、慢性痛に対しては、**瞑想は薬物治療と同じレベルの効果がある**」

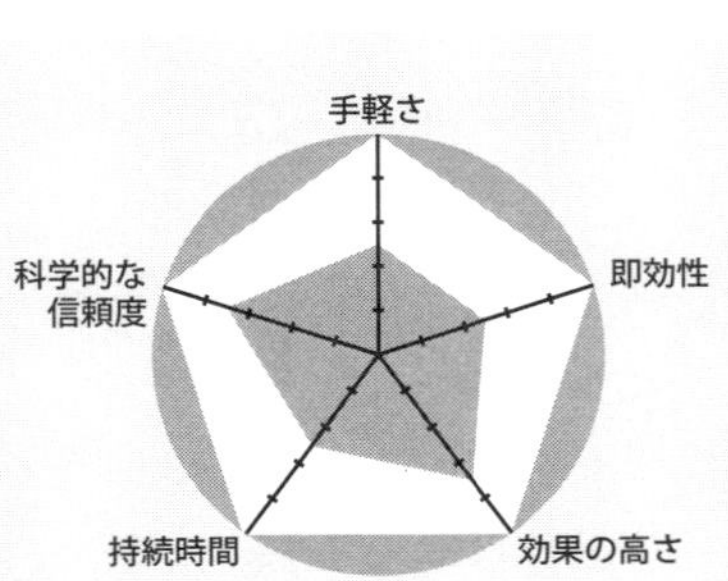

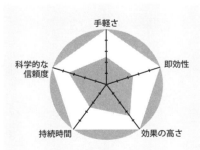

とりあえず、うつ、不安、慢性痛に関しては、**科学のお墨つきが出た**と考えて構いません。論文によれば、うつや不安の対策に使う場合は、1日に30〜40分の瞑想を8週間ほど続ければ効果が得られるとのこと。試すしかないでしょう。

◉まずは8週間だけ続けてみよう！

瞑想には様々な種類がありますが、もっとも定番のテクニックとして多くの実験で使われているのが次の手法です。

1　リラックスして座る

できるだけ静かな部屋を選び、照明はやや暗めに。背筋を伸ばして座り、30〜40分にセットしたタイマーをスタートさせます。

2　深呼吸を3回する

鼻で深呼吸を3回して、鼻の穴に息が当たる感覚をチェックします。おそらく、鼻孔のフチか鼻の奥あたりが、もっとも空気の動きを感じやすいはず。**そこが、瞑想中に意識を集中させるポイントになります。**

3 呼吸に意識を向ける

呼吸をするたびに、ステップ2で確認したポイントに意識を向け続けます。この時、わざと呼吸を遅くしたり、深い呼吸をしようと頑張ったりはしないでください。別に焦って呼吸が荒くなっても構いませんし、もちろん落ち着いた呼吸でも構いません。アクセプタンスを鍛えるための瞑想では、**あくまで自然な呼吸を心がけるのが大事です。**

また、呼吸に意識を向ける際は、「集中するぞ！」と力むのではなく、ボーっと呼吸を見つめるような感覚で行ってください。「鼻の奥がちょっと冷たいな……」「鼻孔がちょっとくすぐったい……」「今度の息は前より長かったな……」など、とにかく呼吸にさえ意識が向かっていればＯＫです。ここが、**瞑想でもっとも重要なパートであり、最高に難しいところでもあります。**

4 注意がそれたらゆっくり呼吸に意識をもどす

瞑想中に「仕事の心配」や「過去の嫌な記憶」などが浮かんできたら、そのたびにゆっくりと呼吸に意識をもどしましょう。ここで大事なのは、「また気がそれてしまった！」や「この瞑想は失敗だ！」などと思わないこと。もともと、人間の意識は一点に集中し続けられないように設計されています。**意識をもどすたびに必ず集中力は増していく**ので、淡々と呼吸に注意をもどしましょう。

5 注意がそれたらゆっくり呼吸に意識をもどす

大事なことなので2回書きました。

思考が浮かんだらゆっくり呼吸に意識をもどし、怒りや悲しみの感情がわいても、ゆっくり呼吸に意識をもどし、「瞑想って退屈だなー」と思ってもゆっくり呼吸に意識をもどしてください。あとは、タイマーが鳴るまでひたすらこの作業のくり返しです。

このように、瞑想の基本はとてもシンプル。あまりに単純なので、「本当にこれでメンタルが改善するの？」という疑問に悩んでしまう人も多いでしょう。

しかし、最初のうちはなんの違いも感じられなくても、**呼吸に意識をもどすたびに、あなたの脳は確実に変化**しています。前述の論文にもあったとおり、まずは8週間だけ続けてみてください。**必ずブレイクスルーの日はやってきます。**

◉瞑想でアクセプタンスが鍛えられる理由とは？

なぜ瞑想でストレスに強くなるのかは、実はまだよくわかっていません。瞑想で脳の機能が変わる、ホルモンのバランスが調整される、体内の不調が治る……。諸説はあるものの、まだ決定打は出ていない状況です。

が、本章で強調したいのは、**瞑想が「アクセプタンスの精神」を育むのに役立つ**という点です。急な不安を感じてもとりあえず呼吸に意識をもどし、激しい怒りがわいても呼吸に意識をもどし、楽しい空想が頭に浮かんでもやっぱり呼吸に意識をもどす。

そんな作業を続けていると、いつしか自分の中に「**あれ？　どんな感情も時間が過ぎれば消えていくな……**」という認識が生まれます。もちろん、それでも不安やイライラがしつこく頭に残ることもありますが、それでも、**ずっとネガティブな感情が同じ勢いを保ち続ける方が珍しい**でしょう。

ここから、さらに瞑想を続けていくと、やがてあなたの心に余裕ができ始めます。どんなネガティブな感情が出てきても、「あ、いつもの不安が出てきた……」や「謎のモヤモヤがやってきたぞ……」といった態度を取れるようになり、おいそれとネガティブな感情に巻き込まれずに済むのです。

その点で、131ページのテストで「受容レベル」が低かった方には、最適のトレーニング法だと言えるでしょう。

Point

呼吸に意識をもどす作業をくり返すうちに自然と受容のコツがつかめてくる。

Fix
43 AWAREテクニック

「AWAREテクニック」は、認知行動療法の父と呼ばれる心理学者アーロン・ベック博士が、不安から来る心の負担に立ち向かうために開発したストレス解消法です。実際に多くの臨床で使われており、大きな成果をあげています(※52)。

「AWARE」は、このテクニックで使うステップの頭文字を取ったもの。具体的には、「Accept(受容)」「Watch(観察)」「Act(行動)」「Repeat(反復)」「Expect(期待)」の5つで構成されています。

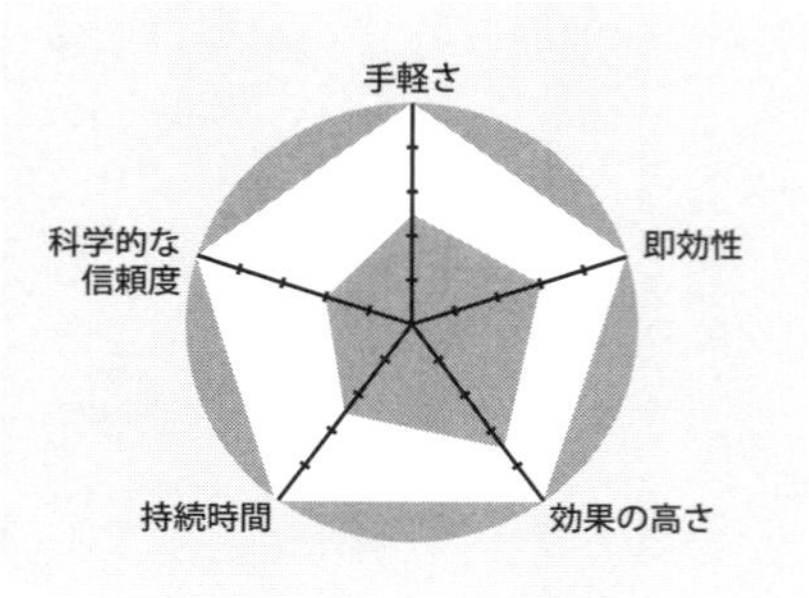

このテクニックの目的は、「受容」の考え方を実際の行動に移すことです。たんに不安やイライラを受け入れるだけでなく、**あなたにとって価値が高い行動の数を増やしていくためのガイドライン**としてデザインされています。それでは、具体的なステップを紹介して

いきましょう。

◉AWAREを実践する5つのステップ

ステップ1　アクセプト（受容）

「よくわからないけどイライラしてきた…」や「お金の心配が出てきた…」などと感じたら、まずはそれらの感情を受容の精神で受け止めます。

ここで「ポジティブにならねば！」や「心配ばかりしてる私はダメだ…」と考えるのは最悪の一手。いったん受容の精神を思い出し、「このネガティブな思考や感情は、とても普通で自然なものなのだ」と受け入れてみましょう。まずは、**自分の中にネガティブな思考や感情が存在する事実を認めるのがポイント**です。

ステップ2　ウォッチ（観察）

次に、ネガティブな思考や感情から距離をおいて、自分とは無関係なものとしてながめてみましょう。

たいていの人にとって、不安やイライラは一時的なものです。なにもせずに放っておけば、やがて感情の波はおさまっていきます。

そこで、このステップでは、不安やイライラをただ他人事のように見つめ、あたかも雲のように自動的に消えていく様子を観察してみましょう。「不安は嫌だな……」や「またイライラしてしまった……」のように良い悪いの判断をせずに、ただ淡々と思考や感情をながめるのが大事です。

この感覚がイマイチつかめない場合は、135ページで取り上げた「脱フュージョン」のテクニックなどを参照してください。

ステップ3　アクト(行動)

ここまでのステップで、あなたのネガティブな感情はかなり減ったでしょう。しかし、不安やイライラは根深いものなので、一朝一夕には消えてくれないはずです。

しかし、それで構いません。あくまでネガティブな感情とは戦わずに、ただ有益な行動を増やすのが「AWAREテクニック」のポイントです。ステップ3では、**不安の存在を認めたまま、あたかも不安がないかのように行動**してください。

この時点で、あなたの中にどれだけ不安やイライラが残っていても、なんら問題はありません。ハリウッド映画に登場するヒーローのように不安や恐怖を克服したかのように振舞い、**なんの問題もないかのようなフリをして行動**しましょう。

くり返しになりますが、どうあがいてもネガティブな感情が完全に消えることはありません。ならば、不安を抱えたままでも平然とした態度で行動していくほうが、よほど有意義でしょう。

ステップ4 リピート（反復）

ここまで来たら、あとはステップ1〜3を何度も行うだけです。

「なにもやる気が起きない……」と思ったら、すかさず受容↓観察↓行動。「イライラする！」と思ったら、再び受容↓観察↓行動。同じサイクルを何度もくり返すうちに、自動的に1〜3までのステップを行えるようになるはずです。

ステップ5 エクスペクト（現実的な期待）

最後のステップは、「アクト（行動）」の補足になります。

人間は誰でも自分の行動に対して良い結果を期待するものですが、当然ながら、結果が吉と出ることがあれば、凶と出ることもしばしばです。そんな時に、あまりにも現実とかけ離れた期待をしていては、物事が失敗に終わった時のストレスが激増してしまいます。

大事なのは、**行動の結果に対して希望と自信を持ちつつも、決して手軽な解決を望まない**ことです。現実に起こり得る障害を予想しながら、淡々と行動していきましょう。

◉不安と戦うのではなく不安を受け入れる

以上が、ＡＷＡＲＥテクニックの５ステップです。不安に抵抗するのではなく、ちゃんと不安の存在を認めながら有益な行動の量を増やすのがコツです。

アーロン・ベック博士は、このテクニックについて次のようにコメントしています。

「目的は『不安のコントロール法』を教えることではない。**一人ひとりの患者が『不安と戦う』のではなく『不安を受け入れる』態度を養うように導く**のだ。

たとえば『わたしは不安感をやりすごせない』という思考を、『わたしは不安を感じても構わない。自分で危険や恐怖を誇張しているだけだとわかっているからだ』という思考に置き換えていく。その結果、不安の強さはやわらぎ、不安は少しずつ消えていくのだ」

一般的に、ストレスを抱えがちな人は、**ネガティブな感情や思考にとらわれて、なかなか行動に移せなくなる傾向があります**。「自分は弱い人間だ……」や「あいつだけは許せない！」といった思考が頭の中をグルグルと駈けめぐり、実際に体を動かすことができなくなってしまうのです。

この悪循環を断ちきり、何らかのアクションを起こすように自分を導いていくのが「AWAREテクニック」のゴール。もし、あなたが何らかの不安に襲われたら、いったん深呼吸でもして心を鎮めたあとで、ぜひ「AWARE」の5文字を思い出してみてください。

いつの間にか不安やイライラが減り、本当にやりたかったことを実行できている自分に気づくでしょう

Point

ネガティブな感情にとらわれて行動を起こせない時は、「AWARE」の5文字を思い出して悪循環を断ち切るべし

Fix 44 コンフォートカード

「コンフォートカード」は、テキサス大学の心理学者クリスティン・ネフ博士が提唱するテクニック。「認知行動療法」の原理を応用したもので、複数の研究で高い効果が示されています。

たとえば、2014年に学生を対象に行われた実験では、この方法を3週間続けた被験者は自尊心が高まり、**ストレスが多い状況でもイキイキと行動できるようになった**とか（※53）。いまいち自分に自信がなかったり、自分の失敗を受け入れられないせいでストレスを抱えがちな人などに向いたテクニックだと言えるでしょう。

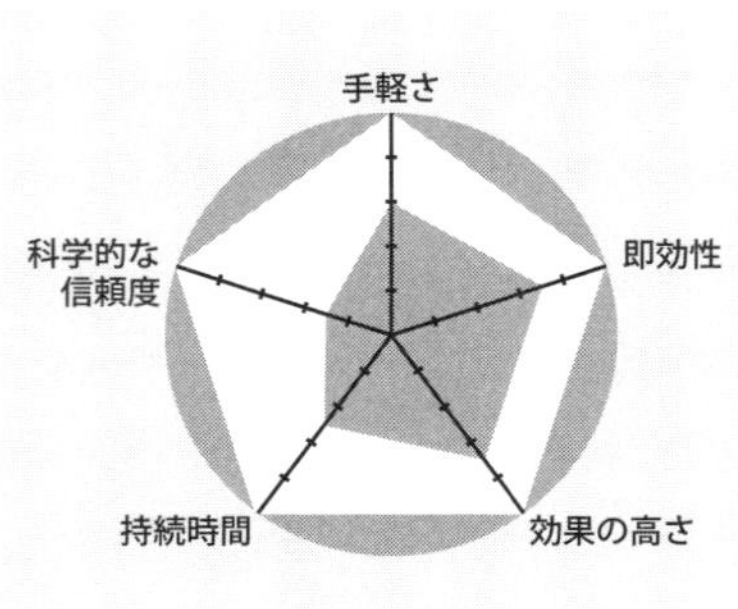

「コンフォートカード」は、あらかじめ「自分に優しい言葉を書いた専用カード」を用意する形で行います。具体的な手順は次のとおりです。

[コンフォートカード]

1 否定的なセリフを書き出す

自分がツラかった体験を思い出し、そのときに頭に浮かんだ否定的なセリフを「茶色のカード」に書き出す（「自分はダメな人間だ…」「いつも失敗ばかりだ」など）

2 自分をいたわる言葉や行動を考える

その批判的なセリフに対し、自分にかけてやれる優しい言葉、または自分が取れる行動を考える（「自分は成功したこともある」や「友人に相談する」など）

3 コンフォートカードを作る

優しい言葉、または行動の内容を「色が鮮やかなカード」に書き出し、コンフォートカードを作る

4 コンフォートカードを持ち歩く

コンフォートカードを３週間持ち歩き、自分に批判的な言葉が頭に浮かんだら、カードの言葉を見るようにする

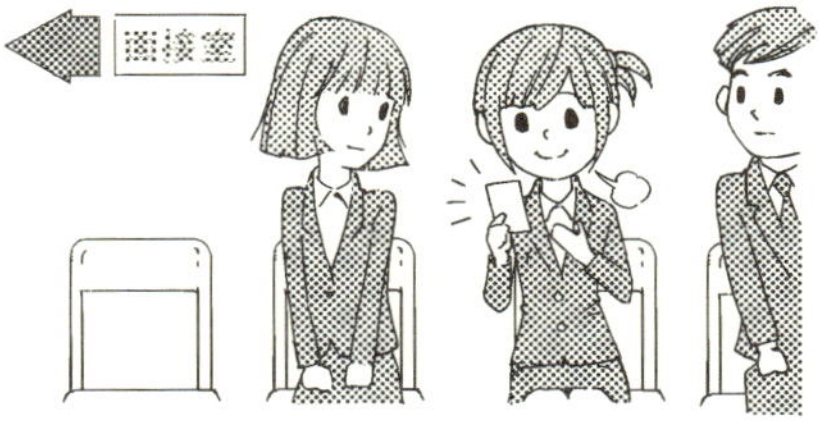

Fix 45
デス・ライティング

受容の心を鍛えるのに有効なのが、「デス・ライティング」というテクニックです。イギリス・ケント大学の心理学者が実験で効果を確認した手法になります(※54)。具体的なやり方は非常にシンプルです。

・1週間だけ「死について」の文章を書く

「自分の人生がもうすぐ終わるとしたら?」や「思ったよりも寿命が短いと知ったらどんな気分になるだろうか?」など、なんでもいいので自分の死に関する簡単なエッセイを書いていきましょう。

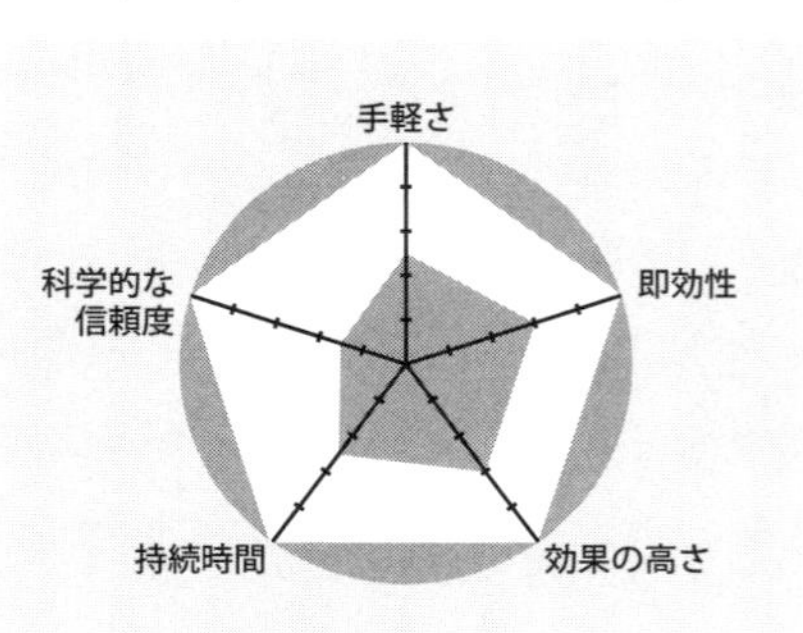

その内容は、「怖くてたまらない。やはり死にたくない」のように素直な感情を記しても

OKですし、「過去の哲学者は死についてこう語っていた」のような一般的なエッセイでも構いません。「自分が死んだら一番の親友に弔辞を読んでもらって、その時に彼はこんな言葉を残してくれるだろう」のように、自分の葬儀シーンを細かに描写してみるのもいいでしょう。とにかく、1日10～15分の時間を使って**「死」について考える時間を持つ**のがポイントです。

実験では、この「デス・ライティング」を行った学生たちはモチベーションや自尊心が増したうえに、他人への思いやりや協調性なども上昇。全体的なストレスレベルも減って、よりリラックスできるようになりました。たった1週間の介入としては、なかなかの成果だと言えるでしょう。

このような現象が起きる理由は簡単で、**自分の死について考えることで人生の希少価値が増す**からです。古来から、多くの哲人や詩人が「死を想え」や「その日を摘め」といったフレーズを残してきましたが、これらの名言は科学的にも正しいと言えます。

ただし、このテクニックは、あくまで短期的なストレス対策用に使ってください。大うつ病や不安障害などに悩む人が行うと、逆にメンタルを悪化させてしまう可能性があります。くれぐれもご注意を。

第3章

すぐに効いて効き目長持ち！ストレス対策の三種の神器

科学的に即効性の高さが認められた3つのストレス解消法とは？

◉目の前のストレスをどうにかしたい！　を解決するには？

第2章では、ストレスを根っこから治療するための3つの方法論をお伝えしました。

しかし、くり返しになりますが、ストレスの根本治療には時間がかかります。生活習慣病を治すつもりで、最低でも数カ月、下手をすれば数年にわたって取り組み続ける必要があるでしょう。

こればかりは仕方ないことですが、いっぽうで「目の前のストレスをどうにかしたい！」と思うのも人情です。長期的な対策だけを実践していては、効果が出るまでに心が折れてしまいかねません。

そこで本章からは、**より即効性が高いストレス解消法**をご紹介していきます。いずれのテクニックもメンタルのリフレッシュ効果を実感しやすく、イライラや不安などの不快な感情を鎮めるのに役立つはずです。

もちろん、風邪薬ではウイルスそのものは退治できないように、本章のテクニックだけではストレスの根っこまでは対処できません。

しかし、いっぽうでは風邪薬が、発熱や喉の痛みといった症状を緩和してくれるのも事実です。これと同じく、本章のテクニックでストレスの不快感や悪影響をやわらげ、そのスキに根本的な治療を重ねて完治を目指していけばいいのです。

◉ストレス解消効果がバツグンの三種の神器

即効性が高いストレス解消法はたくさんありますが、まずは**科学的に効果の大きさが証明されている「三種の神器」**を押さえておきましょう。

三種の神器 1

呼吸法トレーニング

呼吸を整えれば気持ちも変わる

三種の神器 2

エクササイズ

体を動かせばメンタルは向上する

三種の神器 3

バイオフィリア

自然との触れ合いが心を強化する

どの手法も、ストレスに対する即効性と検証データの多さはトップクラスです。「どんなストレス解消法を使うのがベストなのだろう？」と悩んだ時は、まずはこの3つから試してみるといいでしょう。

Point

とりあえず目の前のストレスをどうにかしたい時は、まずは検証データが多い3大ストレス対策を試そう！

三種の神器
1

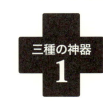

呼吸法トレーニング

◉複雑なテクニックよりも深呼吸の方が効果は大きい

不安や緊張を感じた時に深呼吸をする人は多いでしょう。大事な面接の前やスピーチの直前など、深く息を吸い込んで気持ちを落ち着かせるのは、ストレス対策としては定番中の定番です。

その正当性は、１９８０年代からの研究で何度も裏づけられています。

もっとも有名なのは、アメリカのペンシルバニア大学による調査です(※55)。このなかで研究チームは、過去78件のデータを徹底的に洗い出し、**「テスト期間中の学生のストレスを減らすにはどのテクニックがベストなのか？」**を調べました。「ポジティブシンキング」「タイムマネージメント」「明確なゴールの設定」といった手法のなかから、学生のメンタルを健やかに保つための最良の方法を選び抜いたのです。

その結果は、意外なことに**「深呼吸がベスト」**でした。もちろん、その他の手法にも効果は確認されたものの、手軽さと即効性の面からいえば、**呼吸のトレーニングに勝るストレス解消法**はありませんでした。

これらのデータを受けて、近年のアメリカでは、警察官や証券トレーダー、顧客オペレーターの世界などでも呼吸法トレーニングを取り入れるケースが増えています。息を深く吸うだけでいいのだから、確かにこれほど簡単なストレス対策もありません。

◉呼吸を変えて脳の警戒心をなだめてやる

これほどまで呼吸法の効果が高いのは、息のリズムを変えることで、**人間のストレスシステムへ直に介入できる**からです。

一般的に人間の体は、不安やイライラを感じると心拍数が上がって全身が緊張し、脳に酸素を送るために息が荒くなります。これは、まだ人類が古代のサバンナで暮らしていた頃に出来あがった防衛システムで、とっさの危険に対して、全身にエネルギーを行きわたらせるために進化しました。

ところが、ここでわざと呼吸を遅くすると、私たちの脳はセキュリティシステムを解除し、同時に心拍数が下がって体の緊張もゆるんでいきます。これは、呼吸が変わったせいでストレスシステムに「危険が去った」とのシグナルが送られ、**脳の警戒心が解除された**ために起きる現象です。

これで完全に緊張が解けるわけではないものの、呼吸のリズムさえ整えれば、あなたのストレスシステムは確実に良い方向に影響を受けます。お金も時間もかからずにこれだけの効果があるのだから、試さない手はないでしょう。

急なストレスを感じたら、ぜひここから紹介する様々な呼吸法から、好きなものを選んで実践してみてください。

Point

呼吸は人体のストレスシステムに直に介入できる数少ない手段。イライラを感じたらすかさず呼吸を意識すべし

Fix
46
ブリーズチェック

あなたは、ちゃんと呼吸しているでしょうか？
こう聞かれれば、大半の人は「当たり前だ！」と思うでしょうが、実は**日常的に正しく呼吸できている人は意外なほど少ない**ものです。

体とメンタルは強く連動しているため、ストレスレベルが高くなるほどあなたの呼吸は悪化。一時的に無呼吸になったり、激しく肩が上下したり、胸だけをふくらませて肺に酸素を送り込んだりと、気づかぬうちに不自然な状態になってしまいます。これではストレスは悪化するばかりです。

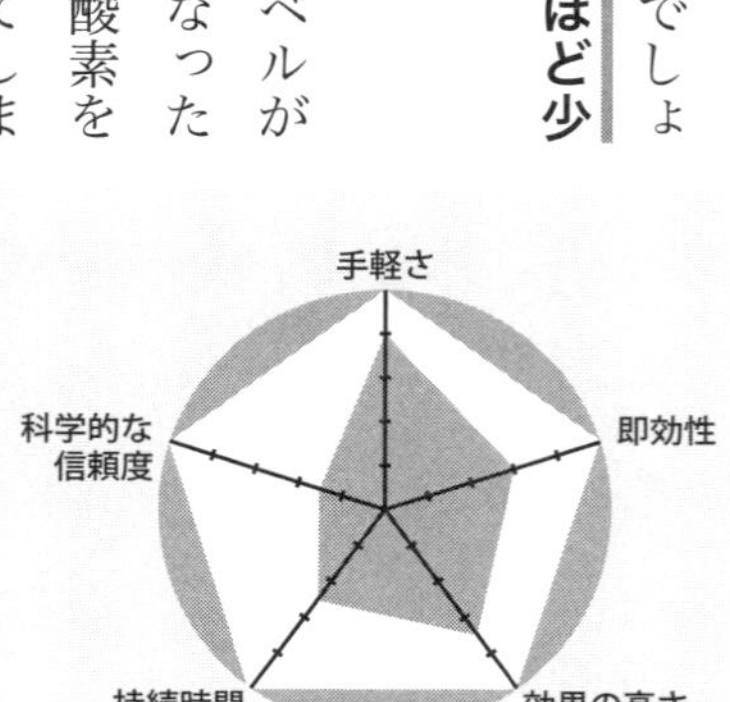

この問題を防ぐためには、まずは「**正しい呼吸とはどういう状態か？**」を体に教え込まね

ばなりません。「ブリーズチェック」は、そのためのテクニックです(※56)。

具体的には、次のような手順で行なってください。

1　床などの固い地面に横たわる

2　右手をお腹の上に置き、左手を胸の上に置く

3　その状態で呼吸を続ける

この時、正しく呼吸ができていれば、お腹に置いた手だけがリズミカルに上下し、胸に置いた手はほとんど動きません。いわゆる腹式呼吸のことで、この状態をキープするだけでもストレスは大きく下がります。

固い地面に横たわると、大半の人は、自然とお腹だけで呼吸を行うようになります。まずは、この「ブリーズチェック」で正しい感覚をつかみ、次に紹介していくエクササイズを行う際にも、同じような状態で呼吸をするように意識してください。

Fix 47

バルーン・ブリージング

「バルーン・ブリージング」は、初心者向けの呼吸法として、**スタンフォード大学のストレス対策コースでも使われている**テクニックです。呼吸のコントロールに慣れていない方は、まずこれから手をつけてみるといいでしょう(※57)。

具体的な方法は次のとおりです。

1　テニスボールぐらいの小さな風船が、自分のお腹の中に入っている様子を想像します。

2　鼻から息を吸いながら、想像の風船が少しずつふくらんでいく様子をイメージ。それと同時に、風船がお腹を内側から押しているように想像しましょう。

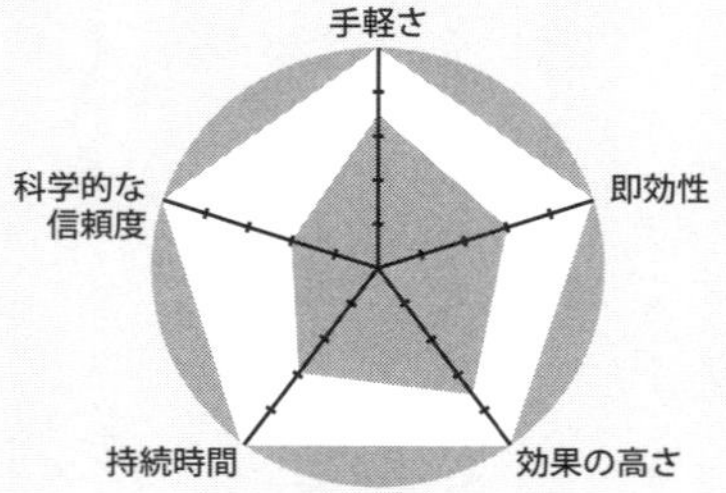

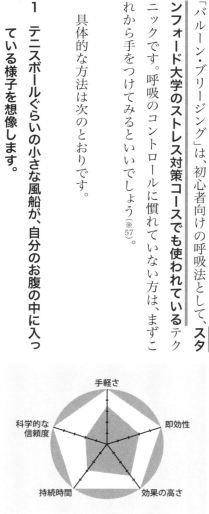

【 バルーン・ブリージング 】

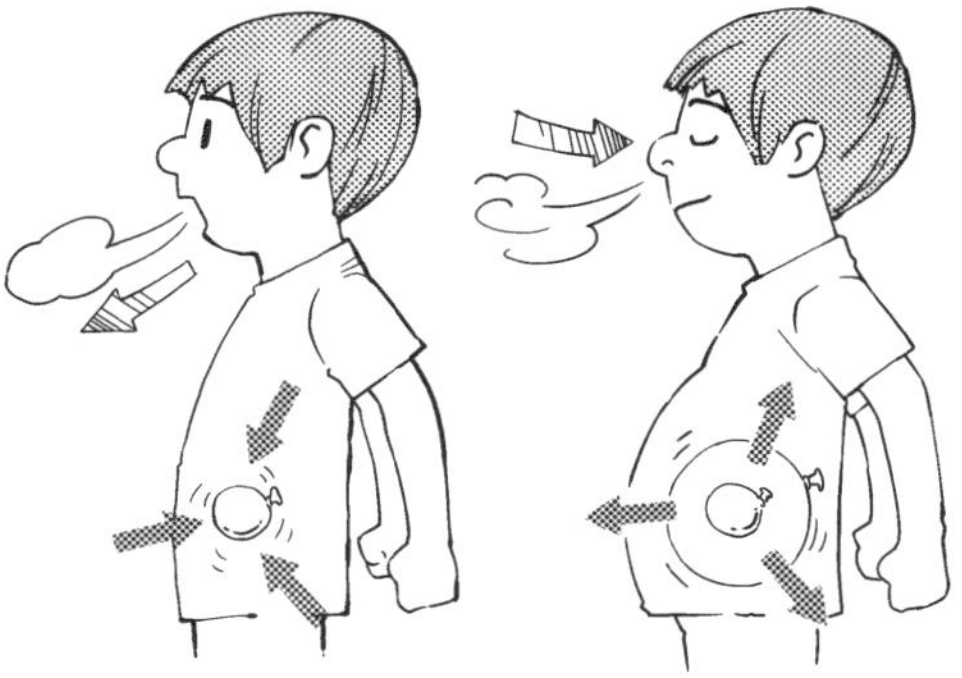

お腹の中に入った風船が、呼吸とともに伸び縮みする
様子をイメージする

3 鼻か口から息を吐きながら、風船から空気が抜けていく様子をイメージ。風船が元の状態に戻るまで息を吐き切ります。

以上のステップを1日に5～10分ずつ行いましょう。息を吸う時は想像の風船が限界までふくらむ様子を想像し、吐く時は風船が最小サイズまで縮んだところを思い描くのがコツ。できるだけ背筋を伸ばすように心がけてください。

不要な緊張感をほぐし、**体に活力を与える効果が高い**ため、朝に目が覚めた後に試すのもおすすめです。

Fix 48

ブリーズ・カウンティング

「ブリーズ・カウンティング」は、その名の通り、呼吸の数を数えながら行うトレーニング法です。

呼吸法に慣れないうちは、「ひたすら呼吸をくり返してください」と言われてもなかなか集中するのは難しいもの。しかし、「ブリーズ・カウンティング」なら「呼吸を数える」という目的があるため、より集中して取り組めるようになります。呼吸トレーニングの初心者にはうってつけの方法でしょう。

その方法は非常にシンプルです。

1 リラックスして座り、できるだけゆっくりと鼻から呼吸する

2 息を吐き終わったら、頭の中で「1」とカウントする

3 続いて呼吸を数えていき、「10」までカウントしたら再び「1」から数え直す

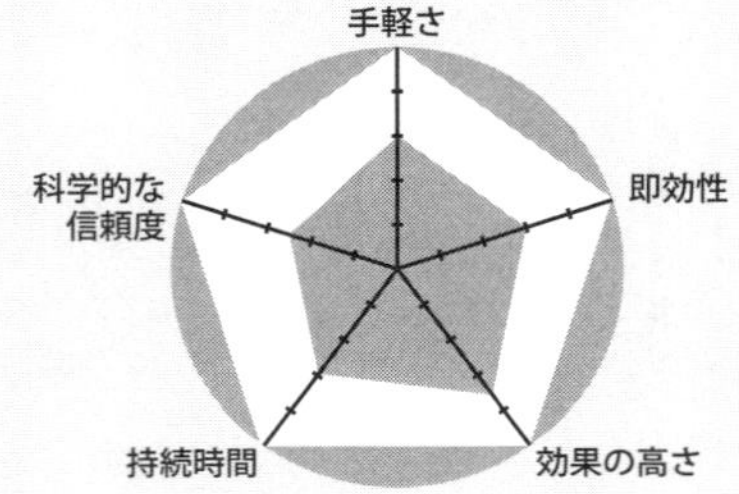

この作業をワンセットとして、1日に10〜15分ずつくり返してみてください。ウィスコンシン大学マディソン校が行った実験では、このテクニックを使った400人の被験者は、トレーニングが終わった直後から気分が改善し、ストレスレベルも大きく低下しました。シンプルながら強力なテクニックです（※58）。

148ページの「ブリージング・メディテーション」に似ていますが、こちらは**意図的に呼吸のペースを落とす点が大きく違います**。あくまで呼吸をコントロールしてリラックス反応を引き出すのが目的であり、「受容の精神」の向上は視野に入れていません。

実践の際は、もしカウントの最中に「いまどこまで数えたんだっけ？」と思ったとしても、あわてずにゆっくりと「1」から再スタートしましょう。「ブリーズ・カウンティング」に慣れないうちは、**すぐに意識がそれてカウントを忘れてしまうのが普通**です。逆に、カウントを忘れたら「脳を鍛えるチャンスだ！」と思ってください。

ちなみに、呼吸のカウントに慣れてきたら、ワンセットの数を「100」まで延ばしてもOKです。「今日は91までノンストップでカウントできたぞ！」などと思いながら行えば、トレーニングを続けやすくなるでしょう。

Fix 49

7－11ブリージング

「7－11ブリージング」は、ジョー・グリフィン博士が提唱する呼吸法です。**不安やパニック状態から来るストレスに効果**があり、いくつかの研究でも検証が進められています（※59）。

まずはやり方をご紹介しましょう。

1．息を吸いながら7まで数える

2．息を吐きながら11まで数える

とても単純なテクニックながら、数々の実験では、「7－11ブリージング」を行った被験者の大半が不安の減少を実感し、その後のストレスにも強くなっています。

まだ検証データの質が低いのが難点ですが、即効性があるテクニックなので、急な不安に

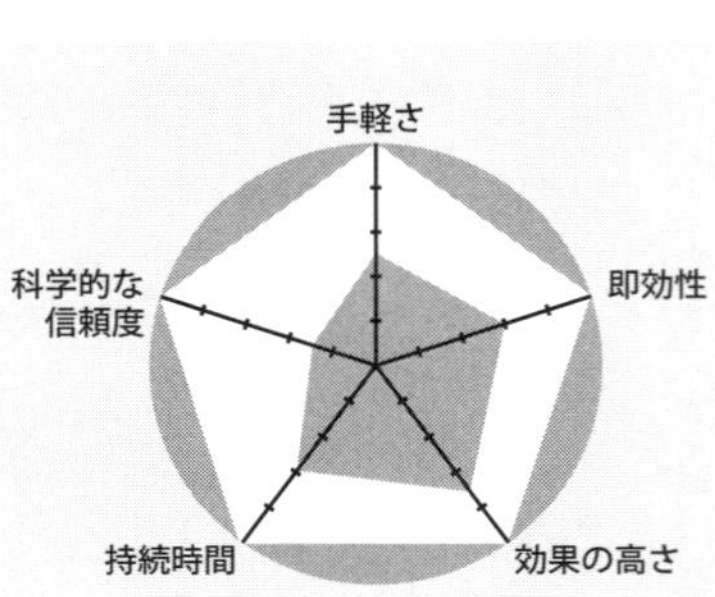

襲われた時などに使うのがおすすめです。

実践のポイントは、次のようになります。

- **できれば息を鼻から吸って鼻から吐く**
- **7秒吸って11秒吐くのが難しい場合は、3秒吸って5〜6秒吐くところから始める**
- **1回のセッションは5〜10分を目指す**

呼吸法に慣れないうちは11秒も息を吐くのは難しいため、まずは5〜6秒からスタート。無理なく呼吸できるようになったら、少しずつ秒数を伸ばしていってください。

また、呼吸の際には、肩の位置を動かさずに、腹部だけが伸び縮みするのが理想です。最初のうちは鏡を見ながらやるといいでしょう。

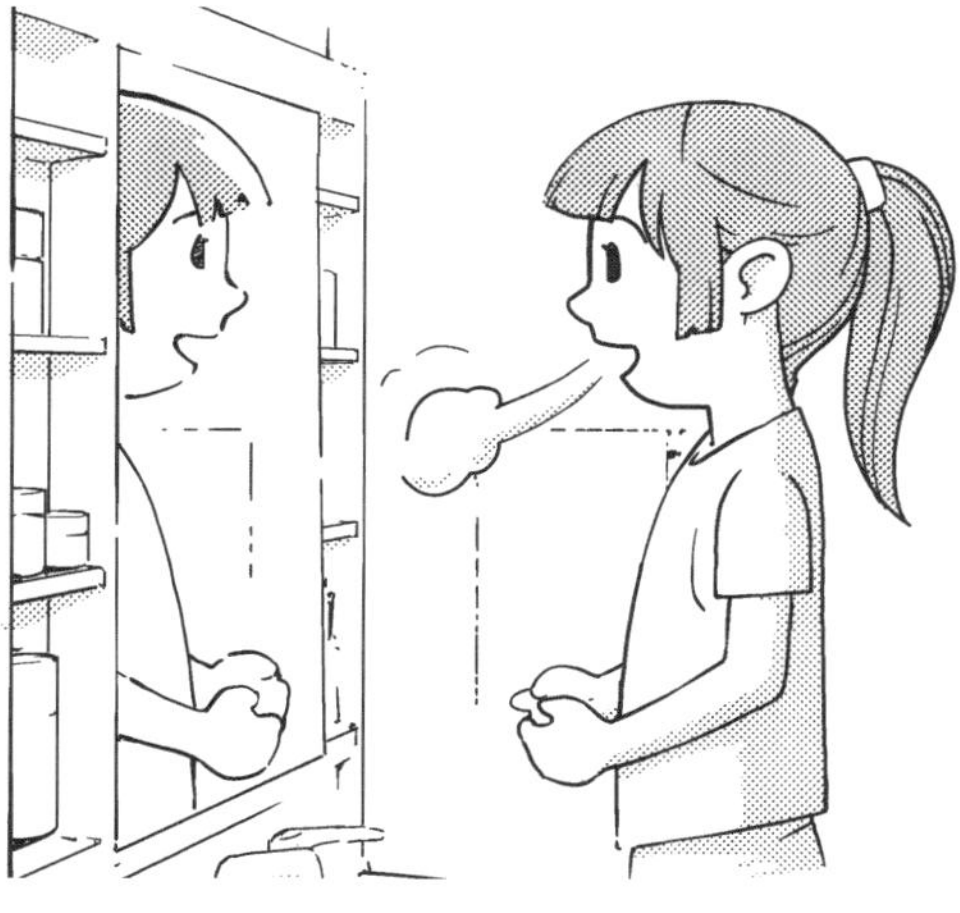

Fix 50 イコール・ブリージング

「イコール・ブリージング」は、ヨガの世界などで集中力アップ用に使われてきた呼吸法です。近年ではコロンビア大学が効果を検証しており、血圧の低下、脳神経の鎮静、ストレスの解消などの作用が確認されています(※60)。

イライラしてつい集中力が途切れてしまう……、不安で呼吸が荒くなってきた……。そんな時には、この「イコール・ブリージング」が役に立つでしょう。

方法は次のとおりです。

1　静かな場所で座って肩の力を抜く

2　4秒で息を吸う

3　4秒で息を吐く

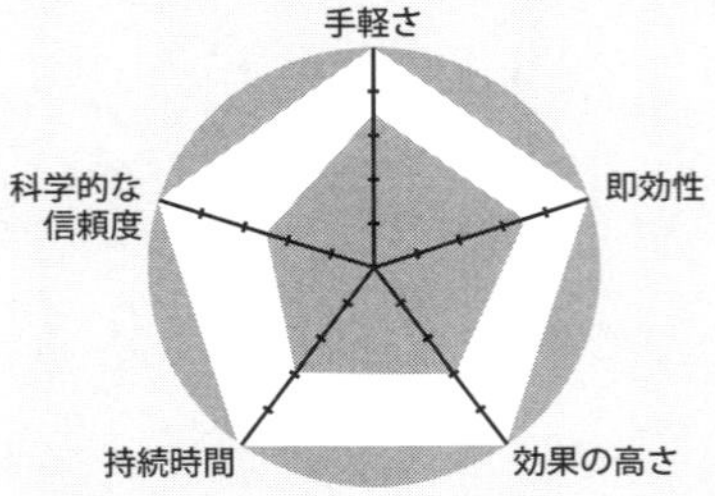

以上をレベル1として、まずは5～8セットくり返してください。それが終わったら、今度は次のように難易度を変えていきます。

レベル2 「5秒で息を吸って、5秒で息を吐く」パターンを5～8セット行う

レベル3 「6秒で息を吸って、6秒で息を吐く」パターンを5～8セット行う。この時は、体のどこかに「こわばった部分はないか?」を気にしながら実践

レベル4 「7秒で息を吸って、7秒で息を吐く」パターンを5～8セット行う。この時は、「皮膚やアゴは緊張していないか?」を気にしながら実践

レベル5 ここからは、呼吸が苦しくならないレベルまで秒数を伸ばしていく

このように、自分の体に緊張がないかどうかをチェックしながら、少しずつ呼吸の間隔を伸ばしていくのが基本。もし、少しでも息苦しさを覚えたら秒数を減らしてください。

この呼吸法をしばらく続けると、やがて神経のバランスが取れはじめ、緊張しすぎでもなく、かといってダラけすぎでもない、ほどよい精神状態に切り替わっていきます。ストレスで気がそれやすい方は試してみてください。

Fix 51

ボックス・ブリージング

「ボックス・ブリージング」は、現役のグリーンベレー隊員などが実際に使っているテクニックです。緊張とリラックスのバランスをほどよく保つ作用があり、戦場でギリギリのストレスに襲われた時の対策に使われています。

さっそく、やり方をご紹介しましょう。

1　口を閉じ、鼻から4秒かけて息を吸う

2　4秒間息を止める

3　4秒かけて口から息を吐き出す

4　4秒間息を止める

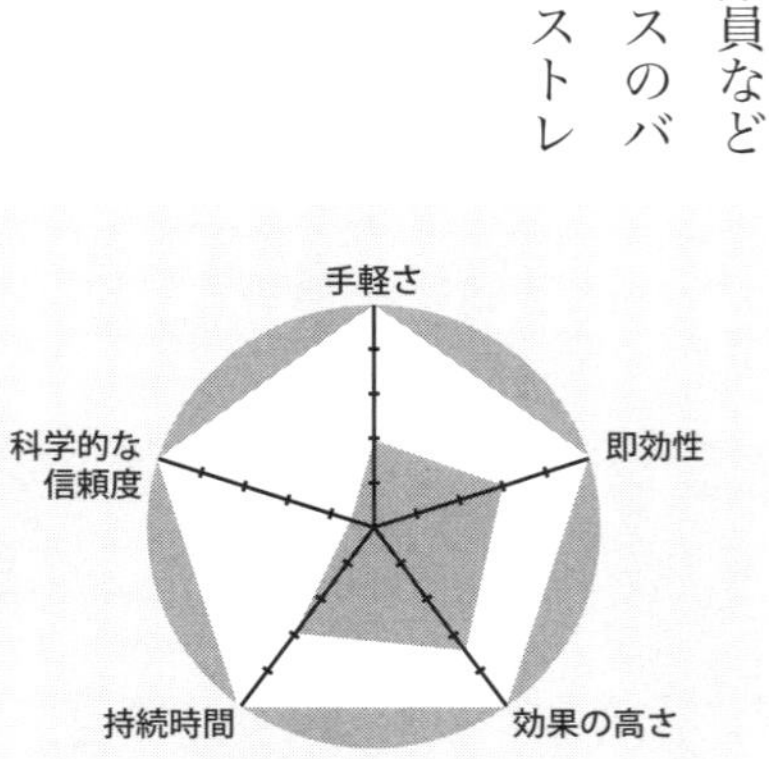

以上をワンセットとして、気持ちが落ち着くまでくり返してください。シンプルながら

科学的にも効果が認められた呼吸法で、軍隊のほかにも、消防士や警察官などでも実践されています。

現役グリーンベレー隊員のマーク・ミラー氏は、「ボックス・ブリージング」について次のようにコメントしています（※61）。

「緊急時における人体の反応を理解するのは、とても大事なことだ。私たちの体の中では、無意識のレベルで様々な精神と身体の反応が起きている。

人体の反応は、最初は自分の意識ではコントロールできない。しかし、役に立たない反応をトレーニングでやわらげていけば、やがて**致命的な脅威に対してもうまく対応できるようになる**。ボックス・ブリージングは、多くの古代の文化でも使われてきたもので、現在ではマーシャルアーツや瞑想トレーニングなどにも取り入れられている。私も軍隊でトレーニングしてきたが、実際に**緊急時にも体のコントロールを取りもどすことができた**」

同氏によれば、「ボックス・ブリージング」を使えば、自然と最適なレベルに身体のリズムが落ち着いていくとのこと。仕事などで激しいストレスに襲われた時は、すかさず使ってみてください。

Fix 52 オルタナティブ・ブリージング

「オルタナティブ・ブリージング」は、ヨガの世界で昔から使われてきた定番の手法です。その効果は長らく謎でしたが、近年になって学生を対象にした実験が行われ、高いストレス解消作用が確認されました（※62）。

具体的には次のように行います。

1　右の鼻の穴を指で押さえる

2　左の鼻の穴から息を吸う

3　左の鼻の穴を指で押さえる

4　右の鼻の穴から息を吐く

5　左の鼻の穴を押さえたまま、右の鼻の穴から息を吸う

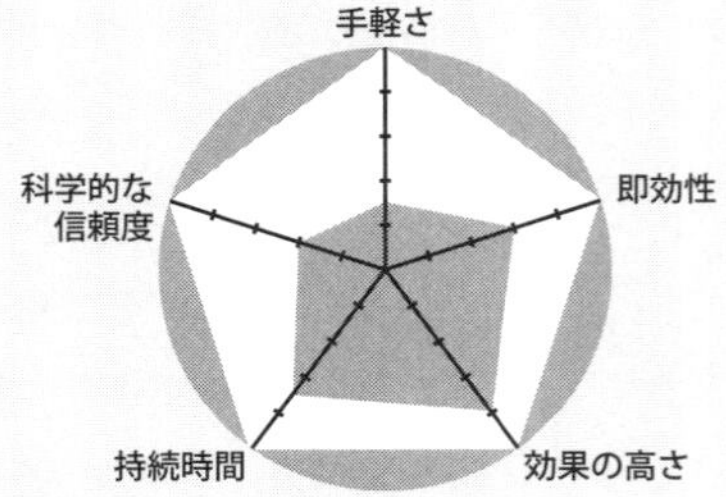

6 再び右の鼻の穴を指で押さえ、左の鼻の穴から息を吐く

以上をワンセットとして、3～5分ほどくり返します。呼吸の時間に決まりはありませんが、まずは4秒かけて息を吸い、4秒かけて息を吐くところからスタートして、間隔を伸ばしていきましょう。

先に取り上げた実験では、「オルタナティブ・ブリージング」のトレーニングを続けた学生は、約6週間ほどでストレスへの過剰な反応が消失し、**同時に集中力もアップし、毎日のモチベーションも向上しました**。まずは1日10分ぐらいのトレーニングからスタートしてください。

［ オルタナティブ・ブリージング ］

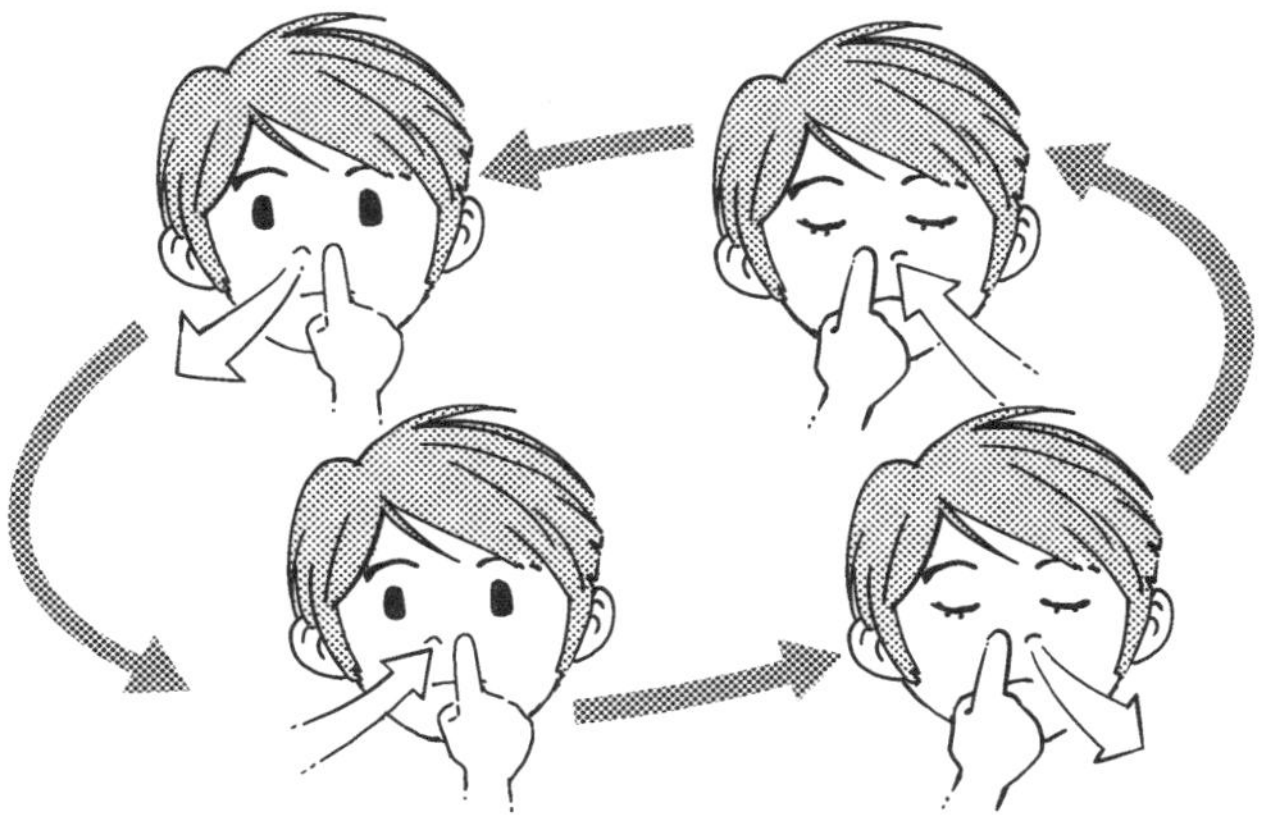

Fix 53

エクスターナル・ブリージング

「エクスターナル・ブリージング」も、古来より多くのヨギが使ってきた定番の呼吸法です。

正直、まだ科学的な検証は初歩中の初歩といった段階なのですが、近年では、いくつかのデータで「血圧の低下」や「不安の減少」などの作用が報告されるようになりました。具体的な効果レベルについては今後の研究を待つしかありませんが、試す価値はありそうです(※63)。

具体的な方法を紹介しましょう。

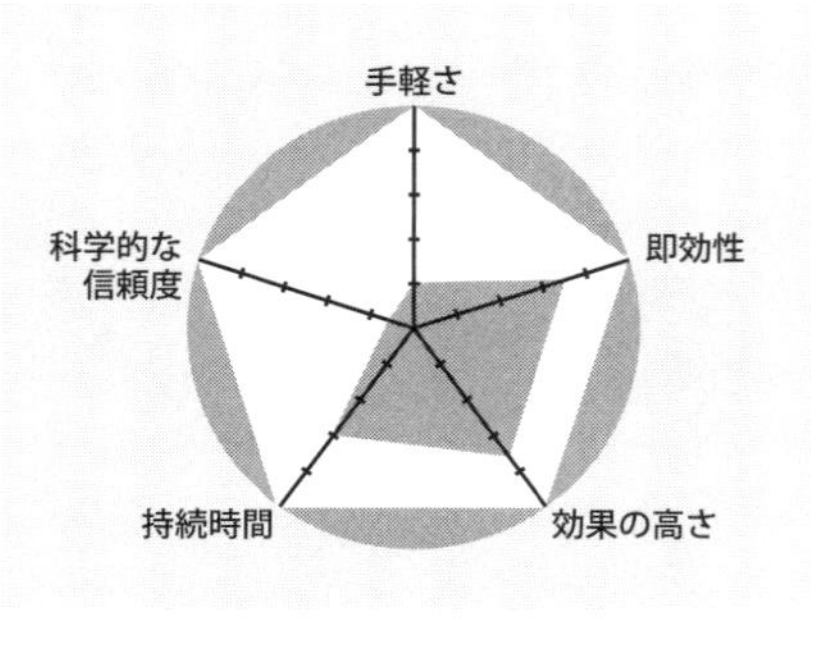

1　背筋を伸ばし、あぐらをかいて座る

2　鼻から限界まで息を吸う

3　息を吐きながらアゴを引き、

4　限界まで腹をへこませる

5　そのまま10〜15秒ほど息を止める

再び限界まで息を吸う

以上をワンセットとして、2〜5分ぐらいくり返してください。慣れないうちは息を止めるのが大変なので、苦しくなったら息を吸って構いません。

実験では、この呼吸法を4〜5セットやった直後からストレスが大きく減少しています。急な不安やイライラに襲われた時などに使ってみてください。

［　エクスターナル・ブリージング　］

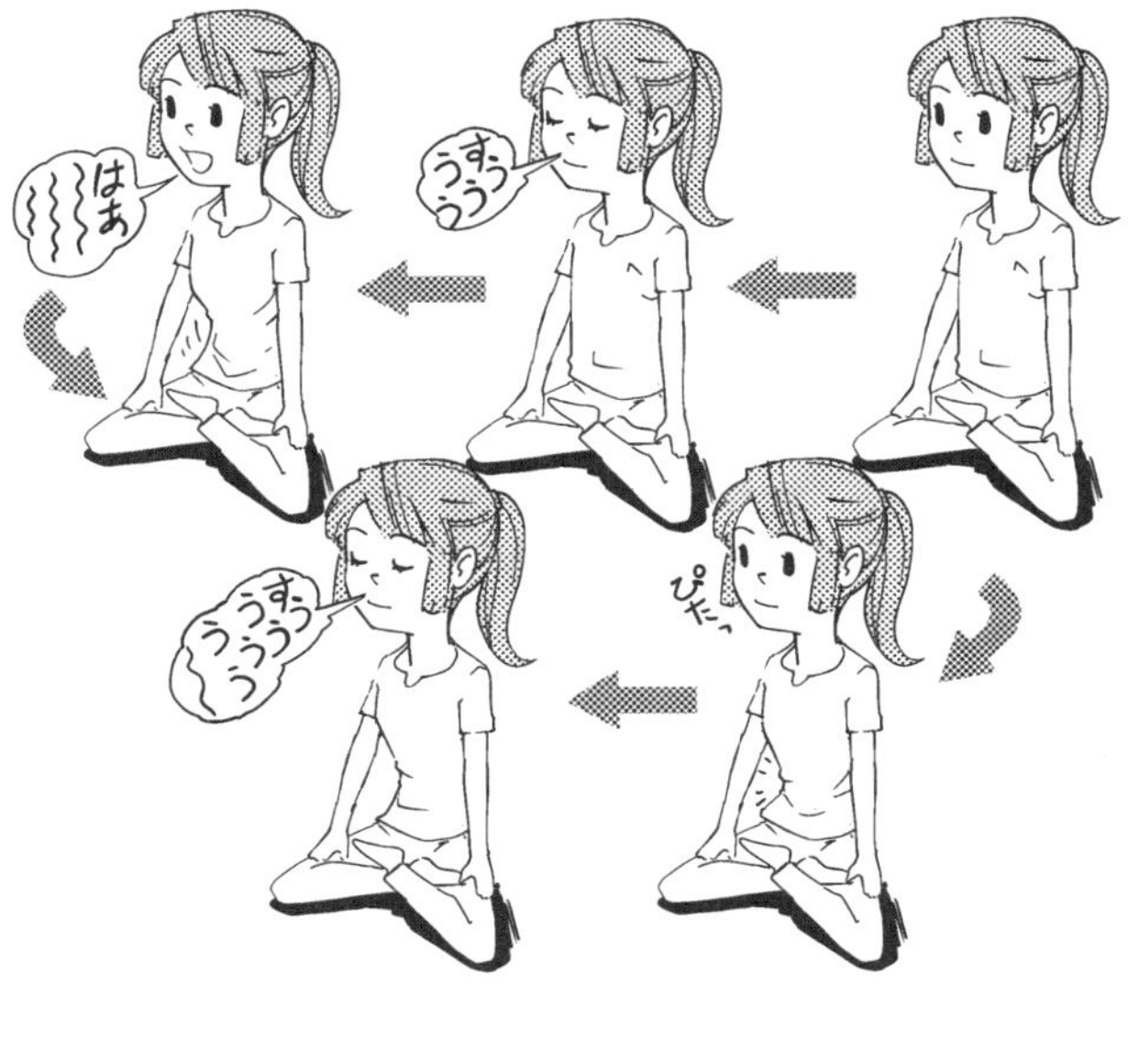

Fix 54

SPIRE（スピア）

ストレス対策には呼吸が大事だと頭ではわかっていても、いつも自分の息を意識し続けるわけにはいきません。呼吸の変化は無意識のうちに起きるため、いざ自分の息が荒くなっても気づきにくいものです。

そこでおすすめなのが、「SPIRE」というガジェットです。小石のような形をしたアイテムで、本体のクリップを衣服に挟んで使います。

「SPIRE」の特徴は、腹部のふくらみを検知して、**つねにユーザーの呼吸をモニタリングし続けてくれる**ところです。あなたの呼吸が浅くなるとバイブレーションで警告を鳴らし、スマホのアプリを使って深呼吸するようにうながしてくれます。もちろん、日々の運動量を測る機能も付いており、万歩計として使うことも可能です。

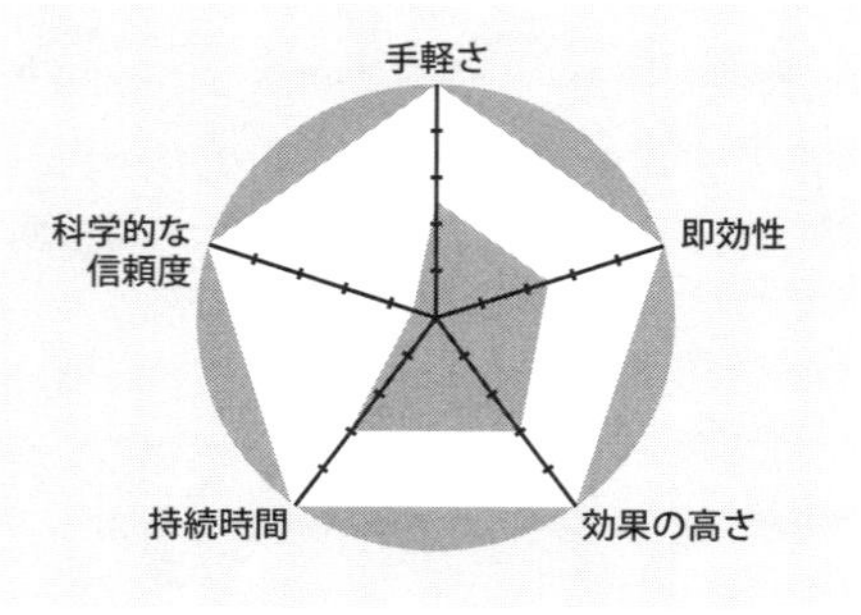

[SPIRE]

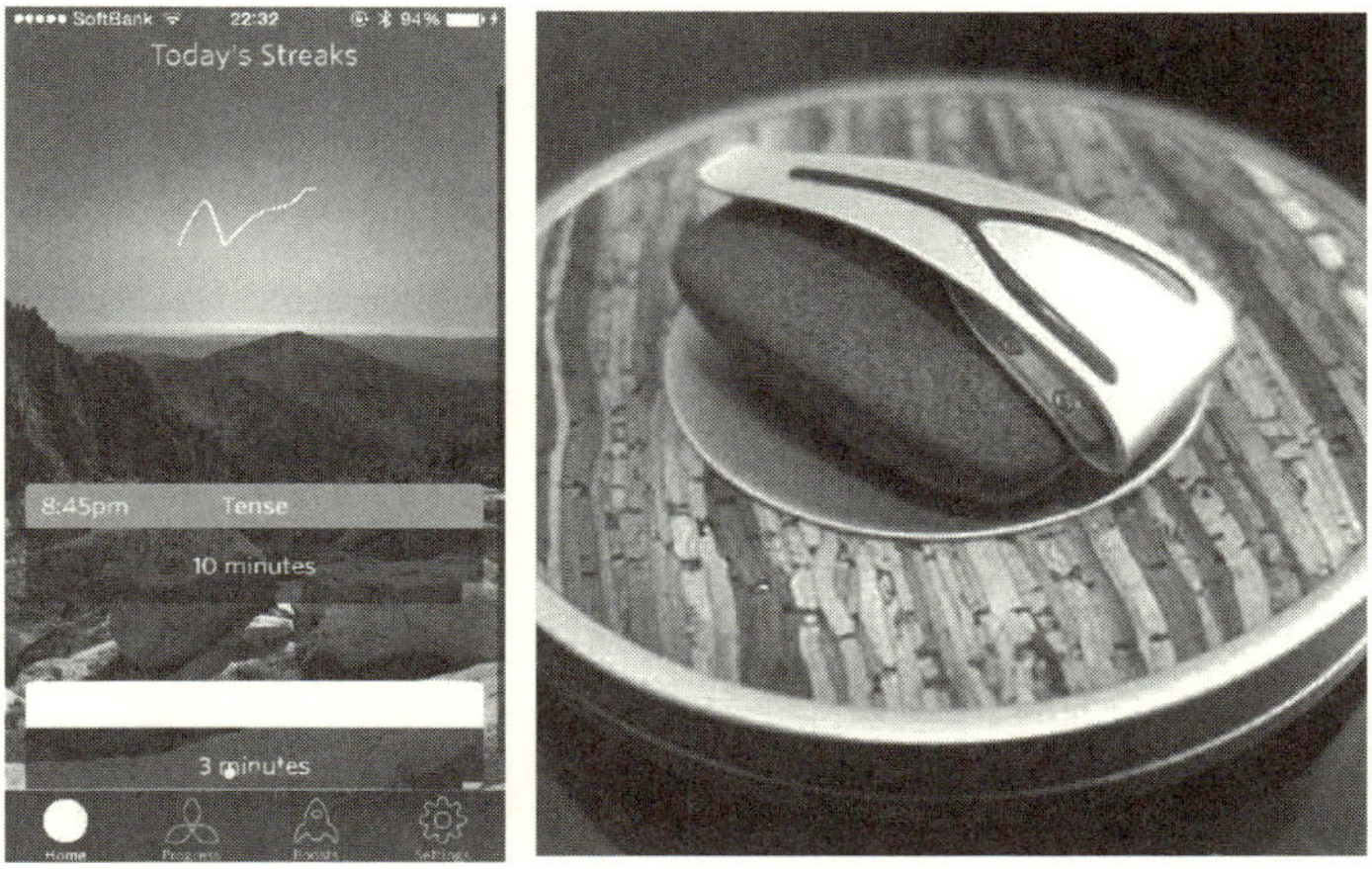

つねにユーザーの呼吸ペースをモニタリングしてくれる
公式サイト（https://spire.io/）で購入可能。約11000円

呼吸の変化はつねにスマホに送られ、1日のうちに「どこで緊張したか？」や「どれだけ集中していたか？」などをタイムラインに表示してくれます。あとからスマホを見直せば、「あの会議がストレスだったのだな……」や「読書をしている時が一番リラックスしているな……」といった振り返りが可能になるわけです。そのため、毎日のストレスモニターとしても十分に使えます。

ただ、惜しむらくは、まだ「SPIRE」がどれだけストレス対策になるのかを調べたデータがない点でしょう。呼吸をモニタしてくれるだけでも便利ですが、さらなる検証が望まれます（※64）。

Fix 55 Ｍｉｎｄｚ（マインズ）

「Ｍｉｎｄｚ」は、ケンブリッジ大学のトム・モール博士が、過去の膨大な研究データをもとに開発した呼吸トレーニングアプリです（※65）。

アプリを起動すると、まずはあなたのストレス度を測る質問がズラッと表示されます。いずれも臨床実験で実際に使われているもので、手軽に信頼度の高い心理テストが受けられるわけです（質問は英語なので、わからなければ飛ばしても問題はありません）。

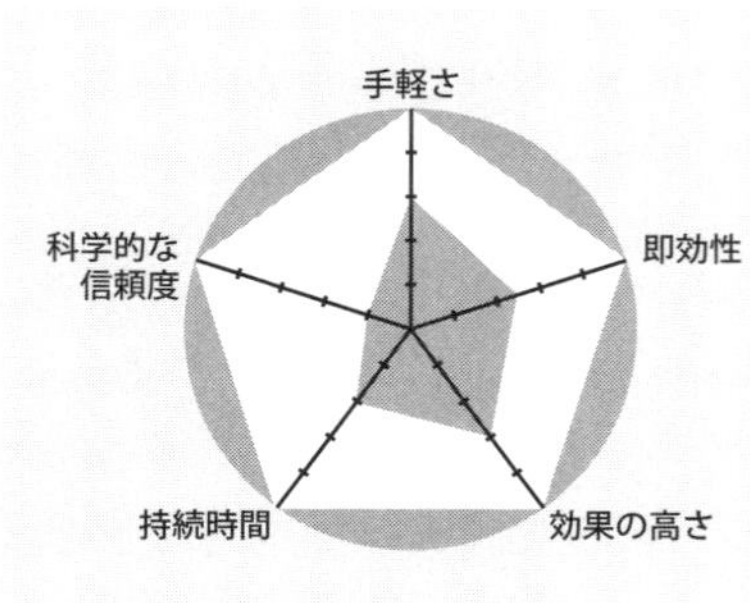

実際のトレーニングは、スマホをお腹の上に置いて行います。すると、スマホの加速度センターが腹部の傾きを検知し、呼吸の速度や深さを測ってくれます。

あとは、画面の指示にしたがって、息を吸う時に軽く液晶をタップするだけ。これをくり

[Mindz]

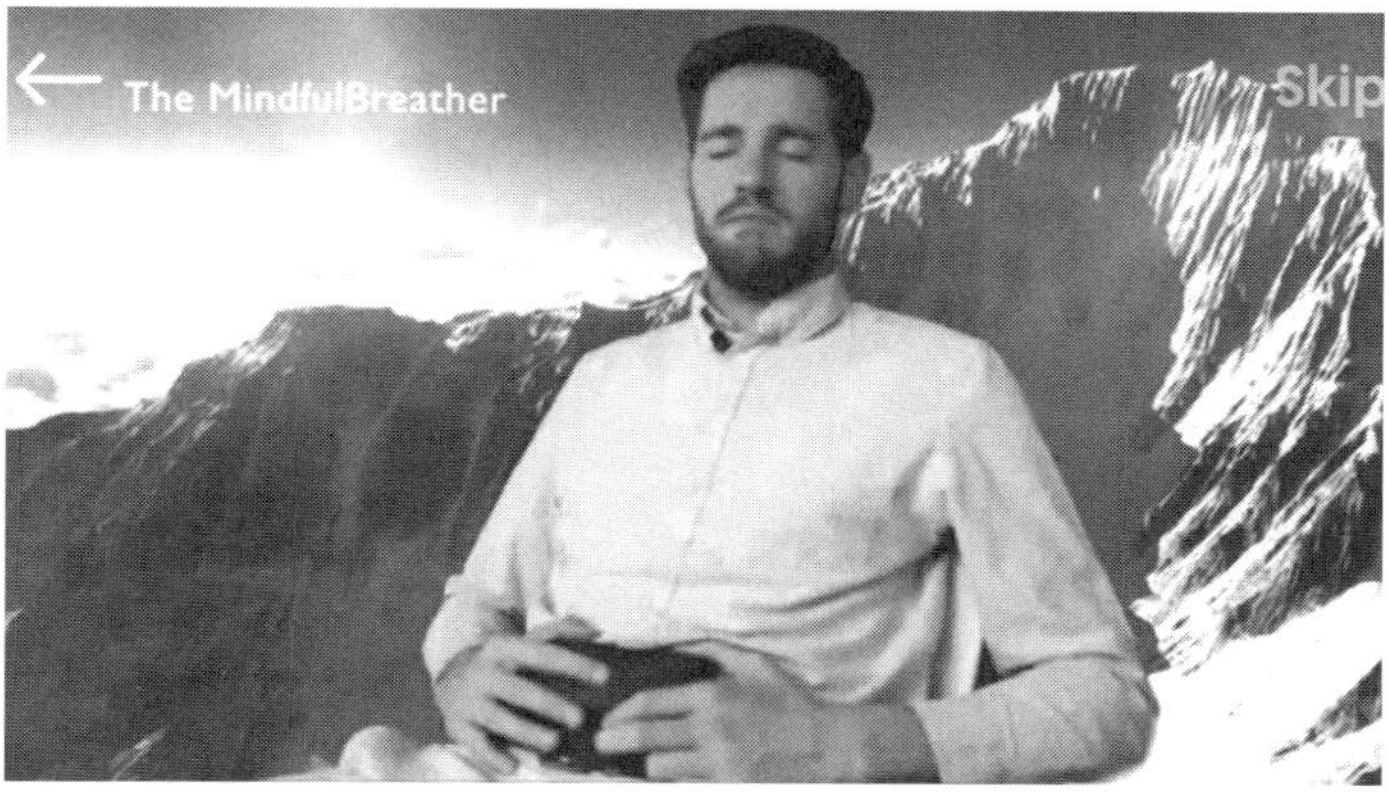

ケンブリッジ大学製の呼吸法アプリ
基本のトレーニングコースは無料。上級者コースは月額480円

返すことで、**やがて最適な呼吸のタイミングがわかるように**なっていきます。

もっとも、残念ながら、いまのところ「Ｍｉｎｄｚ」を使い続けた場合にどんな変化があるかまでは、まだ実験で検証されていません。その点ではやや信頼度は落ちるものの、背景の理論は多くのメタ分析などにもとづいており、続ければ良い効果が得られると考えられます。

いずれにせよ、手軽な呼吸トレーニングツールとして試してみる価値は大。まずは1〜2週間ほど使ってみて、ストレスレベルが変化したかをチェックしてください。

Fix
56 Breathing Zone（ブリージングゾーン）

「Breathing Zone」は、**ハーバード大学のメディカルスクールが推奨**する呼吸アプリです。

１８０ページで取り上げた「イコール・ブリージング」などを効率よくトレーニングできるように設計されており、自分の呼吸が正しいのかどうかイマイチ自信が持てない方には、特に向いています。

本アプリの特長は、**ユーザーにとって最適な呼吸リズムを判定してくれる機能**です。アプリを起動したら、ユーザーはスマホの話し口に向かって数秒だけ普通に呼吸すればＯＫ。アプリが呼吸のリズムを聞き取ったうえで、「無理のない息の間隔を自動的に設定してくれます。

これなら、初心者でも無理なく呼吸トレーニングに挑めるわけです。

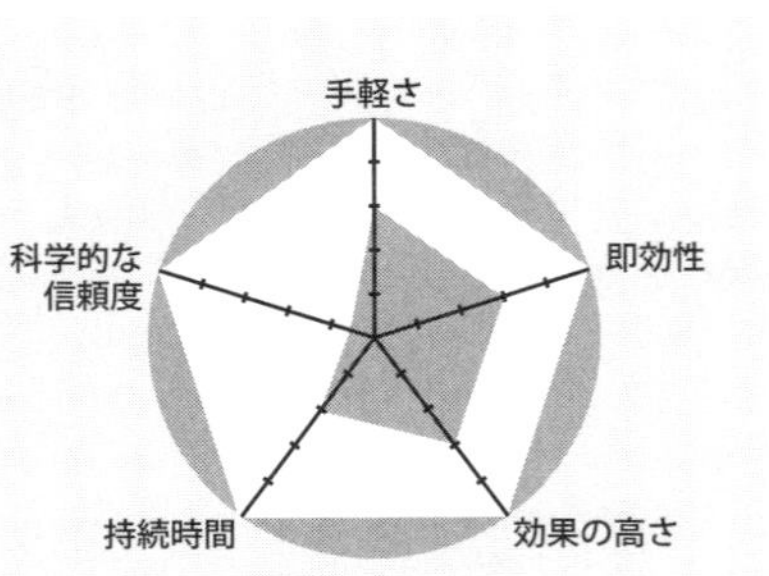

[Breathing Zone]

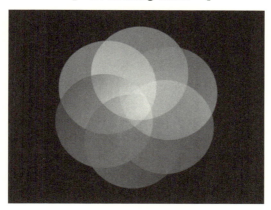

ハーバード大学推奨の呼吸アプリ
Apple App Storeで購入可能。500円

残念ながら、いまのところ「Breathing Zone」のストレス解消効果をテストした研究は行われていませんが、過去に同じシステムを使った呼吸トレーニングマシンをアメリカ食品医薬品局が認可したことがあり、緊張時の血圧上昇を抑える効果を認めています(※66)。その意味では、このアプリにも同等の作用は期待できるでしょう。

最適な呼吸のリズムを判定したら、あとは画面に現れる幾何学模様の動きにしたがって呼吸を続けるだけ。明確な基準はないものの、1日に10〜20分のトレーニングを行うといいでしょう。

三種の神器
2

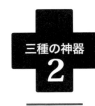

エクササイズ

◉早歩きをするだけでもストレスは大きく減る

運動がストレスに効くと言われれば、納得する人は多いでしょう。散歩するうちに心のもやもやが晴れたり、部屋の片づけをしている間に気分がスッキリしたり……。普段まったく運動をしないような人でも、一度はそんな経験をしたことがあるはずです。

実際、科学の世界では、**エクササイズのストレス解消効果はもはや常識**。1990年代から運動とメンタルに関する研究が進み、高い効果がくり返し実証されてきたからです。たとえば、正確性が高いデータとしては、イリノイ大学などの研究チームが行った大規模な調査があります（※67）。

この研究は、過去15年間に出た膨大な論文から精度が高いデータだけを選び、「日常の運動でどれだけメンタルが強くなるのか？」をチェックした内容。数ある調査のなかでも信頼度は上位に入ります。

その結果を簡単にまとめると、「**20分の早歩きでも人間の不安は大幅に減る**」というものでした。長時間のランニングや激しい筋トレをしなくても、ほんのちょっとキビキビ歩いただけで、あなたのストレスは一気に改善されるのです。

●運動をしないのは憂うつになる薬を飲んでいるのと同じ

運動がメンタルの改善に役立つのは、体を動かすことで**脳の機能を高める物質が分泌される**からです。

その種類はＢＤＮＦやセロトニンなど様々ですが、なかでも影響が大きいのはエンドルフィンでしょう。これはエクササイズの辛さをやわらげるために分泌される物質で、痛みや不快な感覚を減らし、すぐに私たちに幸福感を与えてくれます。ランニング中に気分が高まる「ランナーズハイ」と同じメカニズムです。

これらのデータを受けて、現在ではアメリカ心理学会も精神の健康維持のためにエクササイズを推奨。ハーバード大学の心理学者タル・ベン・シャハー教授などは、「**運動をしないのは憂うつになる薬を飲んでいるようなもの**」とまで言い切るほどです(※68)。まさに科学が認めた最強のストレス対策のひとつと言えるでしょう。

ただし、過ぎたるは及ばざるがごとしで、エクササイズにも「**メンタルに効く最適量**」が存在しています。この量を守らないと、せっかくの効果が得られない可能性もあるので注意してください。

効果的なエクササイズの方法は、次ページからご紹介します。

Point

運動は科学が認めた最強ストレス対策のひとつ。数分でも体を動かせば脳の機能を高める物質が分泌される

Fix 57 ストレスに強くなる運動の最低ライン

どんな薬も正しい用量と用法を守るのが肝心。手始めに、**ストレスに強い心を作るための運動の最低ライン**を押さえておきましょう。

そこで参考になるのが、ＨＵＮＴという最大級の健康データベースを使った２０１７年の観察研究です(※69)。３３９０８人の男女を11年にわたって追跡し、運動とメンタルの関係を徹底的に調べています。

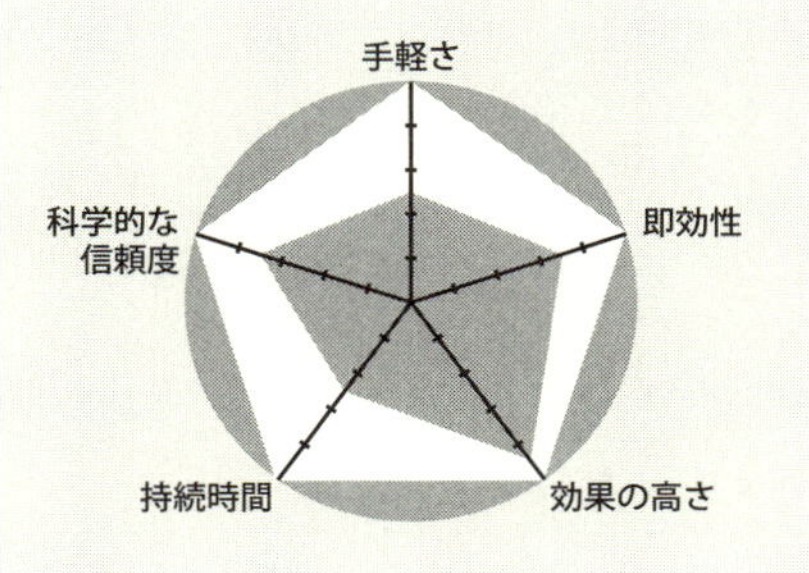

この研究では、エクササイズの種類を「運動の辛さ」によって3つに分類しました。

1　軽い運動：何分やっても汗はほとんどかかず、息も上がらないレベル。運動中に会話ができる程度のもの。ウォーキングやストレッチ、ヨガなど。

2　中程度の運動：じっとりと汗をかいて呼吸があがるレベル。会話はほとんどできない。ランニングやジョギングなど。

3　高強度の運動：運動が終わった後にヘトヘトで立ち上がれなくなるレベル。マラソンやインターバルトレーニングなど。

そして、分析の結果わかったのは、次のような事実です。

・**軽い運動を週に1時間するだけでメンタルの悪化リスクは12%下がる**

つまり、ストレスに強くなるのに辛い運動は不要。ちょっとしたウォーキングやストレッチを1日に10分前後ずつ実践しておけば、あなたのメンタルには、かなりの良い影響が出るわけです。この程度でいいなら、もはや「運動をする時間がなくて……」といった言い訳はできないでしょう。

この結果について、研究チームはこうコメントしています。

「エクササイズがうつ症状の治療に効くのは昔から知られていた。しかし、『どれぐらいエクササイズをすれば、うつの発症リスクが下げられるのか？』が明らかになったのは、この研究が初めてのことだ。

短時間のエクササイズでもメンタルを保護する効果が得られるというのは、非常にすばらしい。**もっとも大事なのは、シンプルに毎日の活動量を少しだけ増やすこと**だ」

毎日の暮らしに、ぜひ**早歩きを「ちょい足し」**してみましょう。それだけでも、あなたのメンタルは確実に強くなります。

Point

ストレスに強くなるには軽いウォーキングを毎日10分でＯＫ。それだけで、あなたのメンタルは確実に強くなる

Fix 58

レジリエンスウォーキング

ストレスに勝つための運動の基本は、何はともあれ「ウォーキング」です。いきなりランニングのように負荷が高い運動をするのではなく、まずは軽い散歩ぐらいからスタートして、少しずつ負荷を上げていってください。

ウォーキングがメンタルに与える効果は、科学的な検証も進められています。

たとえば、ドイツのカールスルー工科大学によれば、1日に30～60分のウォーキングを週2回だけ続けた学生は、20週間でストレスに強いメンタルに成長。何もしなかった学生にくらべて、**期末テストの時期になってもストレス反応が低くなり実際に試験の成績もアップ**しました(※70)。たった週2回の軽い運動でも、大事な本番のストレスに負けないメンタルが育つのです。

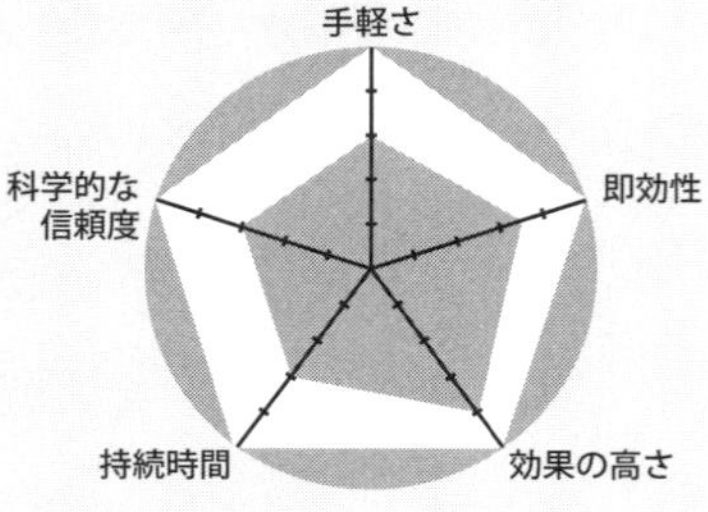

この効果を、専門的には「**レジリエンスの向上**」と呼びます。何か辛いことがあっても、すぐにストレスから復帰できるような状態のことです。

これは、軽く体を動かしたため、ストレスをつかさどる自律神経の働きが向上。そのおかげで、何かプレッシャーを感じたとしても、**いつもより脳が過剰に反応しないようになったわけ**です。

ウォーキングの効果について、研究チームは次のように言います。

「エクササイズは心疾患のリスクを減らすのに、とても効果的だ。エクササイズを行うと、コレステロールや血圧が下がり、体重も減る。

しかし、それらのメリットを合わせても、エクササイズが心疾患に効く理由の59％しか説明することができない。残りの41％は、エクササイズがストレス反応を改善してくれるからかもしれない」

運動が健康にいいのは常識ですが、たんに体の機能が向上するからだけではありません。その裏には、**実はストレスの解消機能が大きく役立っている**と考えられます。ぜひとも、まずは1日30分のウォーキングから始めてみてください。

Fix 59

ボルダリング

ウォーキングよりもさらに高みを目指したいときは、「ボルダリング」を試してみるのも手です。

その効果を検証したのが、2015年にアリゾナ大学が行った実験。研究チームは、メンタルの不調に悩む100人の男女を集め、週3時間のボルダリングを指示して8週間でどのような変化が起きるかをチェックしました(※71)。

その結果、ボルダリングを行ったグループは、何もしなかった被験者にくらべて**なんと4.5倍も症状が改善**。生きるのが辛いレベルのうつ症状から、普通に生活を送れるまでに変わったというのです。まだボルダリングの研究は少ないものの、非常に期待が持てる数値だと言えます。

ボルダリングが効く理由について、研究チームはこう推測しています。

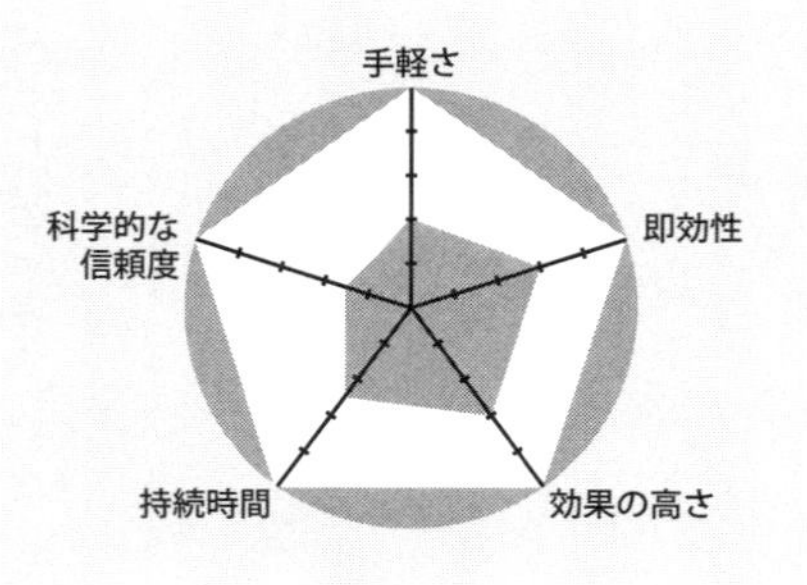

「ボルダリングをするには、つねに自分の動きに気を配らなければならない。そのため、**人生の悩みについて考えている余裕がなくなる**のだ。さもないと地面に落ちてしまう」

競技中は自分の手足をどこに運ぶかだけに意識が占領され、余計なことは頭の中に浮かばなくなります。これが瞑想に近い効果を生み、心配事のストレスが消えていく、というわけです。

この考え方は、心理学で「**反すう思考**」と呼ばれる説にもとづいています。

「反すう」は、牛が胃から草を口にもどして何度もクチャクチャ噛む行為のこと。同じように「反すう思考」とは、自分の欠点や過去の失敗を、頭の中で何度も考え続けてしまう状態を意味しています。

いかにもメンタルに悪そうですが、実際に多くのデータでも、**「反すう思考」の傾向が強い人ほどストレスに弱く、抑うつや不安に苦しみやすい**との報告が出ています。つまり、ボルダリングには頭の中のグルグルをいったん断ち切る作用があり、そのおかげでストレスが減るわけです。じっと瞑想をするのが苦手な方は、代用としてボルダリングを試すのもありでしょう。

Fix 60

木のぼり

わざわざボルダリング施設に行くのがめんどうな場合は、手近な公園で木にのぼってみても、似たような効果が得られます。

２０１５年、アメリカのノースフロリダ大学がおもしろい実験をしました(※72)。

18～59歳までの被験者をいくつかのグループにわけ、そのうちひとつには、5分ほどの木のぼりを指示。２時間後に様々なテストを行ったところ、木のぼりをしたグループは、何もしなかった被験者よりも**ストレスレベルが下がり、ワーキングメモリの機能も向上**したのです。

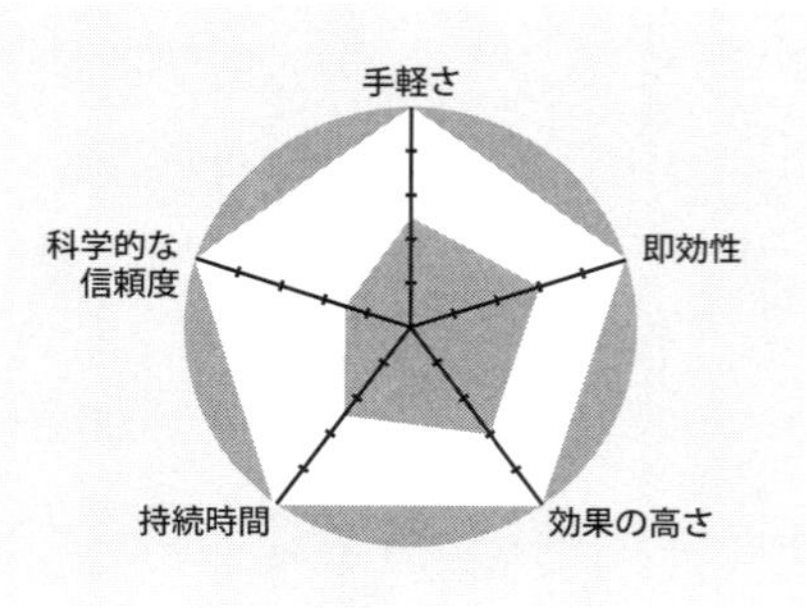

ワーキングメモリは脳が短時間に情報を処理するのに必要な能力で、頭の回転を速くするためには欠かせません。たんにテストの成績だけでなく、集中力やセルフコントロール

能力の維持など、人生のあらゆる面に影響をおよぼしています。

そして、もちろんワーキングメモリはストレス対策にも欠かせないポイントです。

ワーキングメモリの機能が高まれば、短時間に大量の情報を処理できるようになり、**その結果として心に余裕が生まれます**。つまり、木のぼりでストレスが減るのは、ワーキングメモリの性能が上がったのが原因だと考えられるわけです。

ちなみに、ワーキングメモリのトレーニングに役立つエクササイズには、2つの特徴があります。

1　状況の変化が予測しにくい

2　自分の動きを意識的に変えなければいけない

この条件を満たしていれば、**木のぼりでなくとも同じ効果が得られます**。平均台やバランスボールでもいいので、無意識のうちに自分の動作を意識するようなエクササイズを選んでみてください。

Fix 61

ベアフット・ランニング

「ベアフット・ランニング」は、素足で芝生や土の上を走るエクササイズです。裸足で砂浜などを歩くと妙に心地がいいものですが、近ごろは、メンタルへの良い影響を示すデータが増えています。

たとえばノースウエスタン大学による実験では、学生を2つのグループに分けて、15分だけ大学のキャンパス内を自由にランニングするように指示を出しました(※73)。

グループ1　裸足で走る
グループ2　ランニングシューズで走る

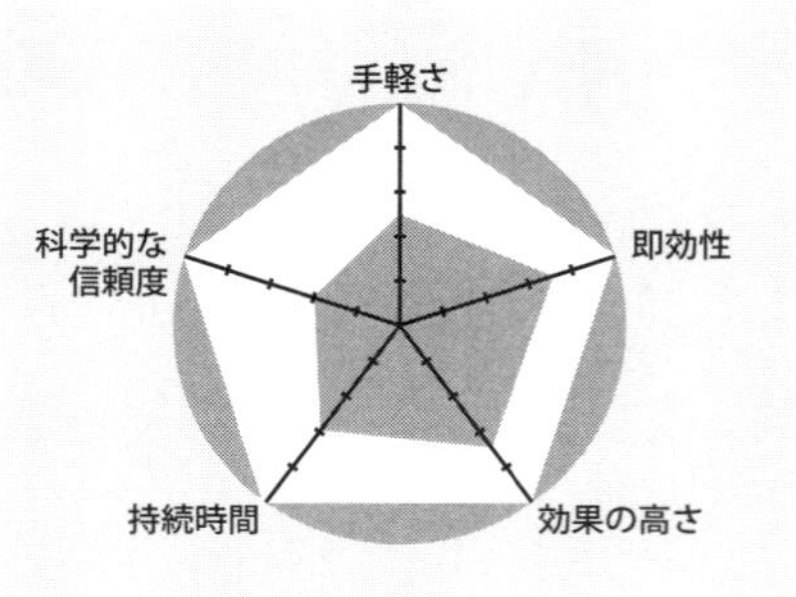

その後、全員に心理チェックと認知テストを行ったところ、裸足で走ったグループのみワーキングメモリの性能が16％もアップ。と同時に、ストレスレベルも大きく減少していました。

「ベアフット・ランニング」でメンタルが改善する理由はハッキリしていませんが、おそらく204ページで紹介した**「木のぼり」と同じメカニズムが働いている**のでしょう。シューズよりも裸足の方が自分の動作を強く意識するため、その分だけワーキングメモリが向上しやすいのです。

研究チームは言います。

「ときおり、小さなことが大きなインパクトをもたらすことがある。この実験は、**楽しみながら頭を良くする方法がある**ことを示している。シューズを脱いで走りだすだけで、私たちはより心健やかに賢くなれるのだ」

まだ検証データが少ないのが難点ながら、試してみるだけの価値は十分にありそうです。

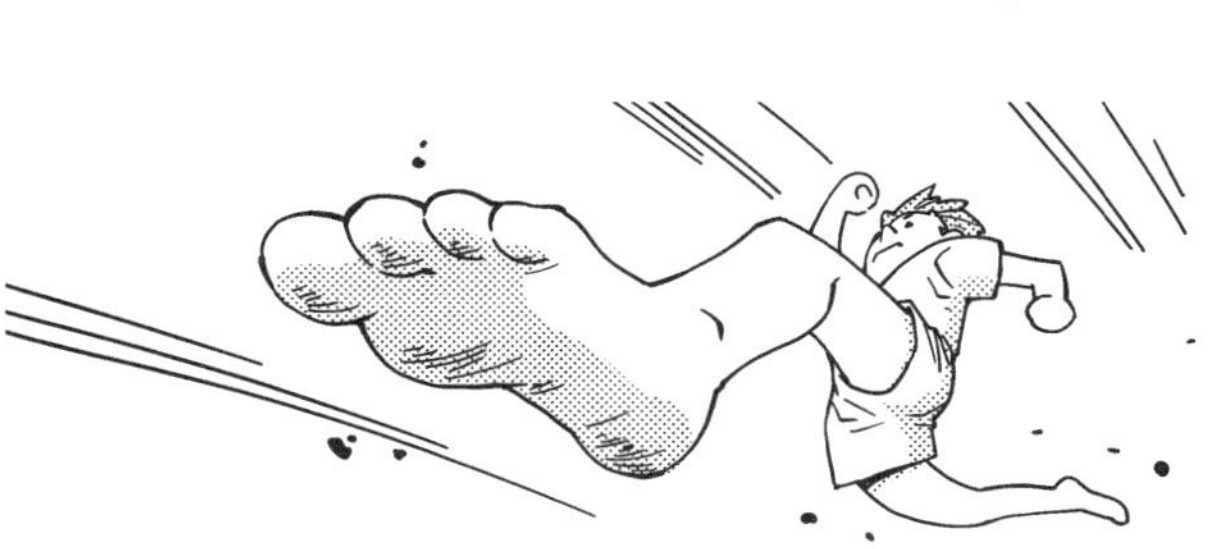

Fix 62

グリーン・エクササイズ

「グリーン・エクササイズ」は、自然の中で運動を行うメンタルの改善テクニックです。運動がメンタルに良いのはすでにお伝えした通りですが、**自然の中で行うことで効果が倍増する**ことがわかっています。

イギリスのエセックス大学が2010年に行った調査では、過去に行われた大量のデータから質が高い10件を選択。様々な年齢の男女1252人を対象に、「森の中のウォーキング」や「公園のサイクリング」「渓谷の魚釣り」などが、私たちのメンタルにどのような影響を与えるかをチェックしました(※74)。

その結果を簡単にまとめると、次のようになります。

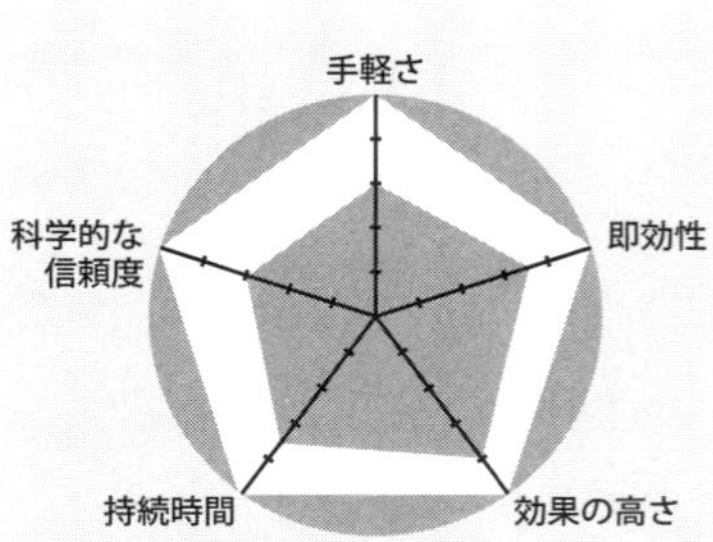

・自然の中で行うエクササイズは、**たった1日5分でストレスを軽減**する
・若くてメンタルが弱い人ほど、グリーン・エクササイズの効果は大きい

ここで言う「自然」は、山や海だけではありません。近所の公園やちょっとした緑地など、植物と水場さえあればどこでも同じような効果が得られます。

実践するエクササイズにも決まりはなく、シンプルに散歩するもよし、軽く走ってみるもよし、サイクリングを楽しむもよし。とにかく自然の中で体を動かすだけで大きなメリットが得られます。何より、**1日5分でいいのだから、これだけ気楽な手法はない**はずです。

それでは、具体的なグリーン・エクササイズの例を見ていきましょう。

Fix 63 ガーデニング

エクササイズと聞くと、ついハードな運動を想像してしまいますが、実は「ガーデニング」も立派なグリーン・エクササイズのひとつ。多くの研究でストレス解消の効果が証明されており、スウェーデンで行われた実験では、12週間のガーデニングコースに参加した被検者

は、大半が日常のストレスが大きく下がり、病気で会社を休む割合も減りました(※75)。

ガーデニングの種類はなんでも構いません。自分の好きな花を育てるもよし、食事に使えるようなハーブを育てるもよし。自宅に庭がなかったとしても、室内でプランター菜園をやってみるだけでもストレス解消の効果は得られます。あなたが好きな植物を、自由に育ててみてください。

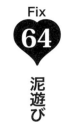

Fix 64 泥遊び

大人になると、もはや泥にまみれて遊ぶこともないでしょう。しかし、実は「泥遊び」ほど、癒し効果が実証されたグリーン・エクササイズは他にありません。

代表的なのは、うつ状態に苦しむ若者を調査した2004年の研究です。これによれば、外に出て自然の中で泥遊びを始めた被検者は、ほんの2〜3分でストレスが激減。その後も、しばらくはうつ症状の軽減が確認されました(※76)。

泥遊びがメンタルに効く理由は定かではないものの、おそらく人間の心は、土や樹といった自然物との接触で安心感を得られるように進化したのだと考えられています。たまの休日には、泥にまみれて遊んでみるのも一興でしょう。

Fix 65 ハイキング

「ハイキング」もグリーン・エクササイズの代表的な例です。

緑に囲まれながら、新鮮な空気を吸いつつ何も考えずに歩く……。いかにもストレスに良さそうですが、その効果は実際のデータでも裏付けられています。

1516人の男女を対象にしたミシガン大学の実験では、半分のグループに週に1回だけ自然の中を歩くように指示。13週間後の経過をみたところ、ハイキングに参加しなかったグループよりも主観的なストレスが減り、実際にうつ症状が起きる確率も低下する傾向が認められました(※77)。

ハイキングの場所は、大きめの公園や緑地帯など、少し緑が多いエリアであればどこでも構いません。毎週末のハイキングは難しいかもしれませんが、できるだけ機会を見つけて出かけてみてください。

Fix 66

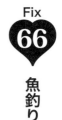

魚釣り

近年の心理学界では、「魚釣り」の癒し効果にも注目が集まっています。インディアナ大学などの調査により、魚釣りで血圧が下がり、主観的なリラックス度が上がる事実が確認されたからです。

そのため、近ごろは、乳がんから生還した女性などのメンタルケアとして魚釣りを処方する団体も増えているほど。遠くの川まで出かけずとも、釣り堀などでも十分な効果は得られます(※78)。

もっとも、データの助けを借りなくても、何も考えずに釣り糸を垂らす時間がストレスに効くのは直感的にも理解できる話でしょう。休日にやることが見つからない時などは、近所の釣り堀を探してみるのも悪くありません。

Fix 67 乗馬

やや敷居が高くなりますが、「乗馬」も広く効果が認められた「グリーン・エクササイズ」のひとつです。

たとえば、2014年には、気分障害に悩む130人の若者に、1週間90分ずつ乗馬クラブへ参加するように指示。それから、12週間後に被験者の唾液サンプルをチェックしたところ、何もしなかった若者にくらべて、大幅にストレスホルモンの量が低下していました(※79)。

過去のデータでも、馬との触れ合いによりストレスが下がり、同時に自尊心を上げてくれるとのデータがいくつか出ています。定期的に乗馬クラブに参加するのは難しそうですが、チャンスがあれば試してみてください。

Point

どんな形であれ、自然の中で体を動かすと、ストレス解消の効果は倍以上にアップする

Fix 68

トレイルランニング

「トレイルランニング」は、舗装されていない山道などを走るエクササイズのことで、山登りにマラソンの要素を組み合わせた、グリーン・エクササイズの一種です。世界中で愛好者が増加中で、近年では科学的な検証も増えてきました。

たとえば、スタンフォード大学が中高年の男女を対象に行った実験を見てみましょう(※80)。

研究チームは、まず被験者にアンケートと脳スキャンを行い、全員の「反すう思考」をチェックしました。203ページでも説明したとおり、「反すう思考」は私たちのメンタルを悪化させる大きな原因のひとつです。

その後、被験者は半分に分けられ、いっぽうのグループだけが90分だけ森の中をジョギング。そのうえで、残り半分の被験者と、どのような違いが出るかを確かめています。

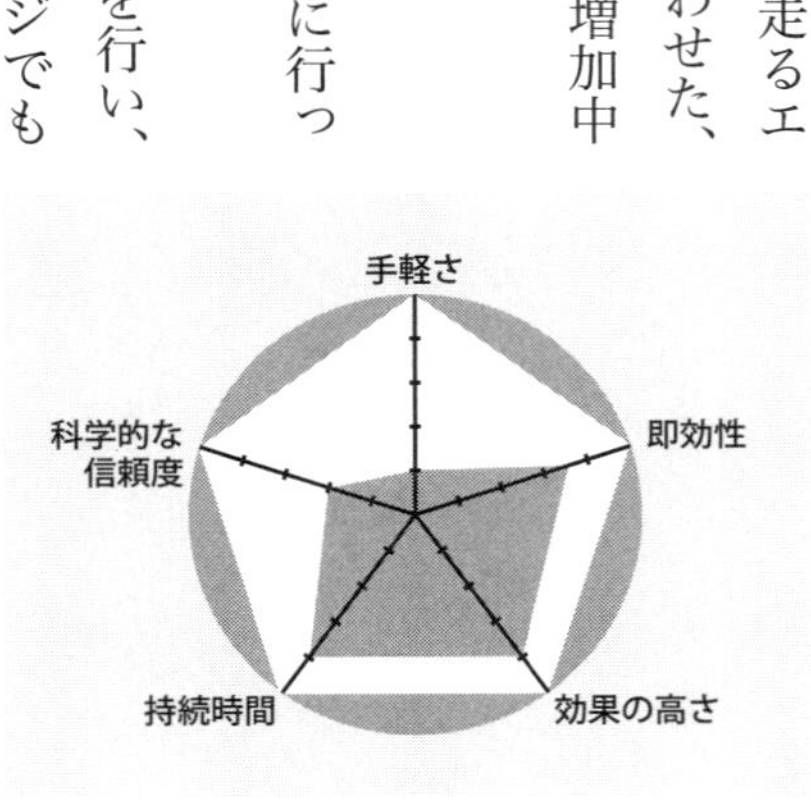

結果、トレイルランニングをしたグループには、次の変化が現れました。

- **「反すう思考」の回数が大きく減少**
- **脳の前頭前野の活動が低下**

前頭前野は、思考や記憶に関わる脳のエリアです。この部分の活動が鎮まったとは、すなわち**被験者が「あまり悩まなくなった」ことを意味しています。**

研究チームは、トレイルランニングの効果をこう説明しています。

「都会の忙しさと喧騒を離れ、より自然が豊富な環境の中で運動をすると、心理的な幸福が得られる。トレイルランニングは、都市のランニングでは得られないメリットをメンタルに与えてくれるだろう」

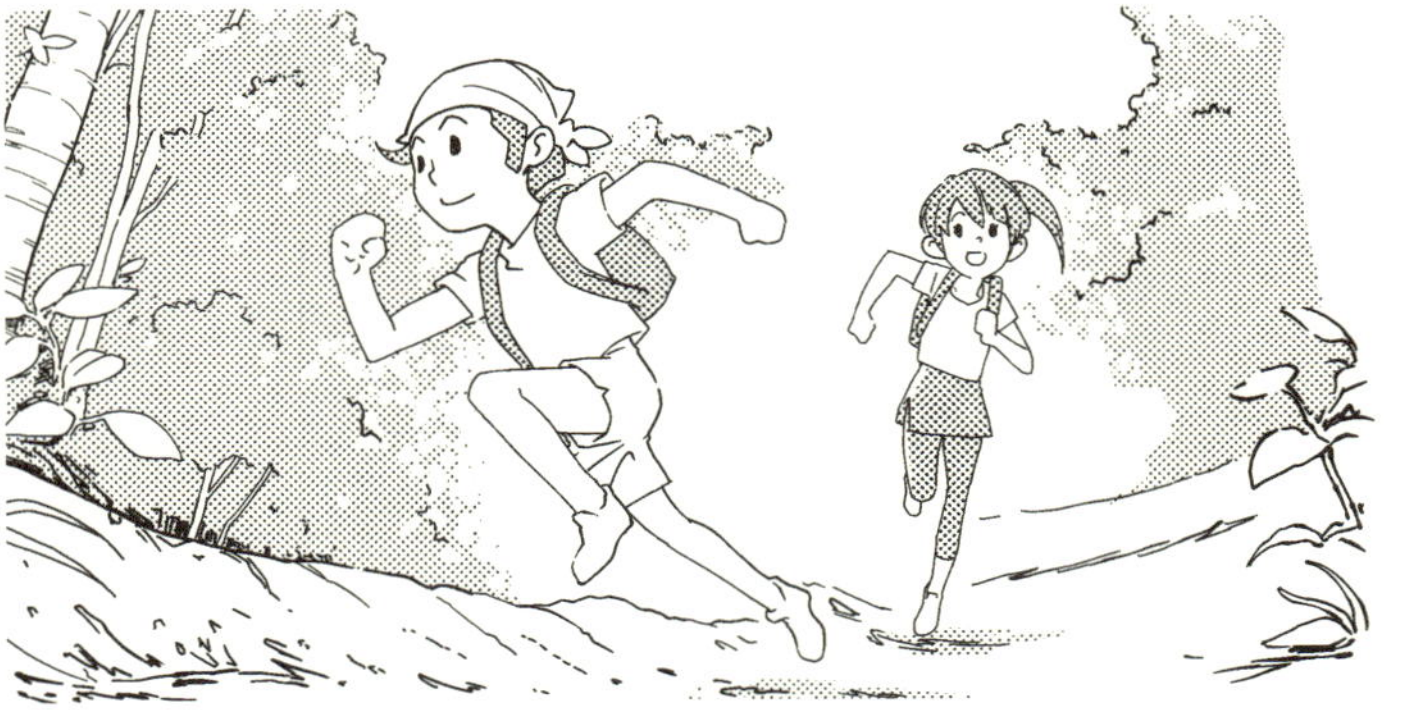

Fix 69

エクササイズ・バディ

運動のストレス解消効果を大きく高めるのが「エクササイズ・バディ」です。といっても難しい話ではなく、たんに**一緒に運動をする仲間を見つければOK**。とてもシンプルですが、それだけで、普通に運動をするよりも、大幅にストレスが減ることがわかっています。

2017年、オーストラリアのニューイングランド大学が、普段からストレスレベルが高い学生を選び、12週間の介入を行いました。

その間、被験者の半分は友人とエクササイズを続け、残りの半分はひとりで好きなエクササイズを実践。そのうえで4週間ごとに全員のストレスを調べたところ、両グループには明確な違いが確認されました(※81)。

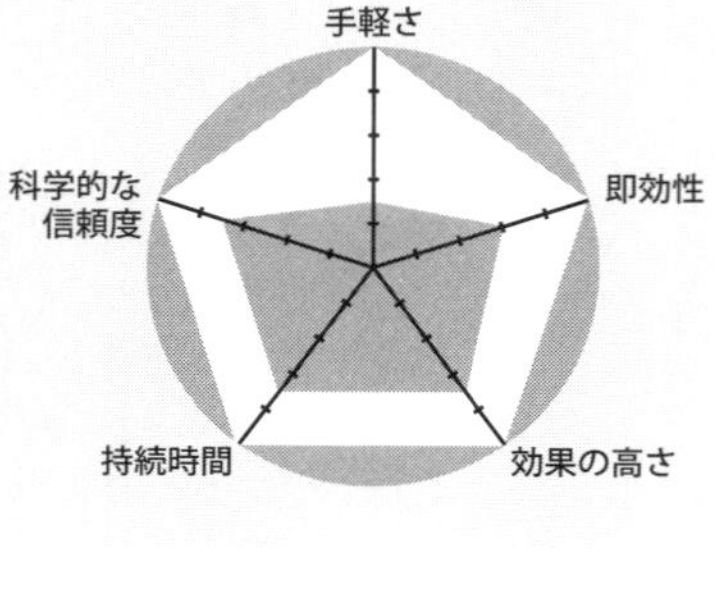

仲間とエクササイズをしたグループは、ひとりでエクササイズをしたグループにくらべて、

- **ストレスが26．2％低くなった**
- **感情のコントロール能力が26％改善**
- **体調も24．8％良くなった**

といった差が出たのです。みんな同じような運動をしたにもかかわらず、友人と一緒に行うだけで、これだけの違いが出るわけですね。

グループで行うエクササイズには、健康の改善にとどまらないメリットがあります。そのポジティブな効果を活かすためにも、運動をするときはぜひ気の合う仲間と行うか、なにかのグループに所属してみてください。

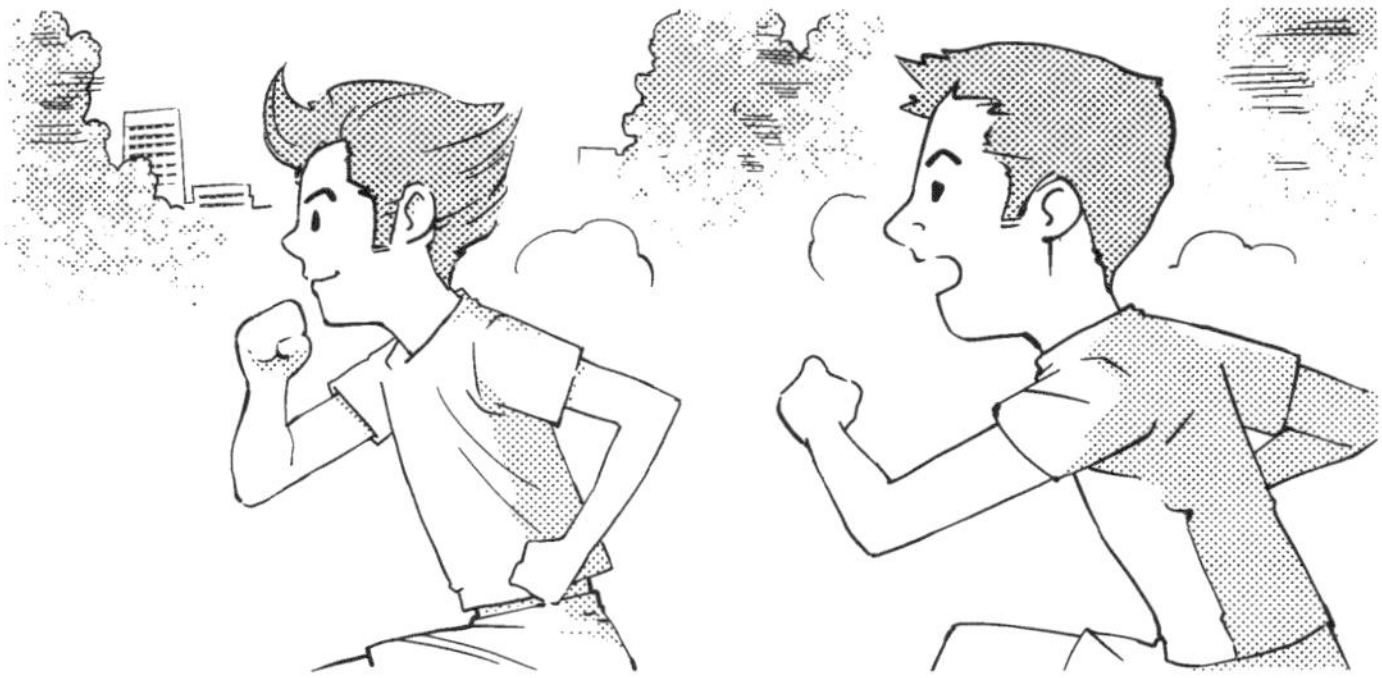

三種の神器
3

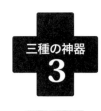

バイオフィリア

◉人間には自然への欲望がプリインストールされている

最強ストレス対策の3つめが「バイオフィリア」です。

聞きなれない言葉かもしれませんが、これは「**人間の脳には、大自然との触れ合いを求める欲望が備わっている**」という考え方を意味します。

緑に囲まれた公園でホッとした気持ちを味わったり、テレビで壮大な自然の光景を見て感動を覚えたりした経験は誰にでもあるでしょう。これは、私たちの中にプリインストールされている「バイオフィリア」が起動したからなのです。

このアイデアは1980年代にハーバード大学のE．O．ウィルソンが提唱したもので、その後も数々のデータで裏づけられています。

代表的なのは、イギリスのダービー大学が２０１６年に手がけたメタ分析です。過去に出た「自然とメンタル」に関する調査の中から、質が高い８７１人分のデータを解析したもので、科学的な信頼性が高い一本です(※82)。

その結論をひとことで言えば、「**自然と触れ合うと副交感神経が活性化して一気にストレスが減る。その効果量は０．７１**」というものでした。

副交感神経は私たちのストレスをコントロールする人体の機能で、これが活性化するほど体はリラックス状態に入ります。たんに自然との接触回数を増やすだけでも大きくストレスは減ることが、この研究ではっきりしたわけです。

また、「効果量」とは、シンプルに「自然との触れ合いにどれだけのストレス解消効果があるのか？」を示した指標です。

０．７１はかなりの好成績で、**過去のデータと比べた場合、呼吸法や運動をも上回る数字**だと考えられます。まさに「バイオフィリア」こそ、科学が認めた最強ストレス対策のひとつなのです。

◉都会で暮らすほどメンタルを病みやすくなる

言われてみれば当然の話でしょう。

私たち人類の祖先は、数百万年におよぶ歴史の大半を、豊かな自然の中で過ごしてきました。数十万世代にわたって広大なサバンナや深い森の奥で暮らすうちに、人間の脳は動植物に囲まれた環境に適応してきたはずです。

にもかかわらず、現代の社会からは自然が大きく失われています。そのため、私たちの脳はコンクリートのビルや電子機器といった「古代には存在しなかったもの」へ本能的な警戒心を抱き、**知らず知らずのうちにストレスを溜め込んでいく**のです。

事実、近年の研究では、都市部の住民ほどメンタルが悪化しやすいこともわかっています。60代以上の高齢者を調べたマックス・プランク研究所の実験によれば、**周囲の半径1キロを森に囲まれたエリアに住んでいる人ほど脳の扁桃体が安定して働く**傾向がありました。扁桃体は人間の感情をコントロールするエリアで、この機能が正常に働く人ほどネガティブな感情に振り回されにくくなります。

研究チームは言います。

「田舎よりも都会のほうが珍しい体験が多いため、脳にもポジティブな影響が出そうに思われがちだ。しかし、実際には、都市部での暮らしは慢性的なストレスでメンタルを悪化させてしまう。（中略）ある研究によれば、都市部での統合失調症や不安障害の発症率は、都市化が進んでいないエリアにくらべて56％も多い」

もちろん、だからと言って森の奥で暮らすわけにはいきませんが、毎日の暮らしに少しずつ「自然」を取り入れていくことはできます。

あなたの「バイオフィリア」を満たす方法を見ていきましょう。

Point

人間には「自然」を愛する本能が生まれつき備わっている。この欲望を満たしてやらないとストレスは激増する

Fix 70

サン・ベイジング

◉太陽を避けるのはタバコを吸うのと同じ

「自然」との接触を増やすにあたって、まずやるべきなのが「サン・ベイジング」。簡単に言えば「もっと陽の光を浴びよう！」という考え方です。

「太陽の光なんて毎日浴びてるけど……」と思うかもしれませんが、実は**現代人の大半は1日に必要な量の日光をちゃんと浴びていません**。

たとえば、およそ5万人の労働者を調べたデータによれば、**室内で働くデスクワーカーの9割は日中に満足な量の日光を浴びておらず、ビタミンDが慢性的に足りていない事実**が

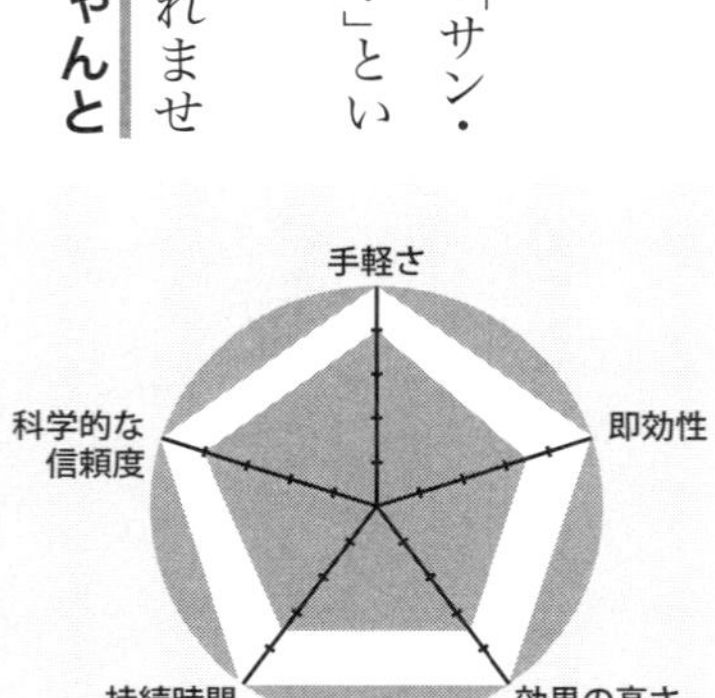

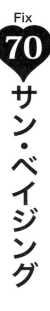

発覚。アウトドアで働くことが多い人でも、48％の被験者に日光不足によるビタミンD不足が確認されました(※83)。

ご存じの通り、ビタミンDは、日光を浴びることで生成される成分です。ビタミンというよりもホルモンに近い働きをしており、免疫システムを健やかに保ったり、細胞の増殖をうながして美肌をキープしたり、**脳神経の発達に関わってメンタルの不調を防いだり**と、とても重要な役割を果たしています。つまり、体内のビタミンDが低下するほど、私たちのメンタルはストレスに弱くなっていくのです。

ビタミンDは食事からとるのが難しいため、基本的には陽の光を浴びるのがベストです。そのため、デスクワークが増えた現代では「太陽不足」が深刻化しつつあり、2016年には「**太陽の光を避けるのはタバコと同じぐらい体に悪い**」との報告がスウェーデンから出ています(※84)。

美容の世界などでは太陽を避けるのが一般的ですが、あまりに陽の光を浴びないのも考えもの。太陽の避けすぎは私たちの心と体に悪影響しか及ぼしません。まずは「太陽」を有効に使うのが、「バイオフィリア」を満たす最初の一手なのです。

◉ベストな太陽の浴び方とは？

とはいえ、いっぽうでは**日焼けが皮膚ガンや光老化のリスクを高めるのも事実**です。太陽のメリットを完全に引き出すには、1日の最適量を知っておかねばなりません。果たして、ベストな太陽光の浴び方とは、どのようなものでしょうか？

実は、太陽の最適量は、個人の肌の色や住む場所によって大きく変わります。肌の色が濃い人ほど光を吸収しづらいため必要な量は増えますし、北国のように日射量が少ないエリアでは、南国よりも多くの太陽を浴びねばならないからです。

そこで、本気でベストな量を知りたいと思ったら、次のようなステップを踏まなければなりません。

1 日光を浴びてから24時間後の肌の色をチェック。この時、**肌がほんのりピンク色に変わるぐらい**が、自分にとって最適な日光の量だと判断できる

2 ステップ1を何度か試してみて、自分の肌がほんのりピンク色に変わるまでの大体の時間をつかむ

3 ステップ2で把握した時間のうち、最低でも1日に25〜50％は太陽の光を浴びる。この時、全身の肌の35％は露出しておくこと

この「肌がほんのりピンク色に変わるまでの時間」を、専門的に「1MED」と呼びます。なかなか大変な作業ですが、自分の1MEDを知っておけば、肌にダメージを与えすぎない最適な太陽の量を割り出すことが可能になるのです。

もっとも、ここまでするのは面倒なので、日本人の平均値を参考にするのもアリです。たいていの日本人は1MEDが25〜37分の間に収まっているため、1日に最低でも6〜20分は全身に太陽を浴びるように心がけてください（※85）。

◉太陽のメリットを活かすための3つのポイント

最後に、太陽との接触を増やすための注意事項をまとめておきます。くり返しになりますが、陽の光は浴びすぎも浴びなさすぎも良くありません。以下のポイントを守って、あなたにとっての最適量を調整してみましょう。

・**肌の痛みや水ぶくれが起きるレベルの日焼けは絶対に避ける**

少しでも痛みが出た時点で、あなたの肌はすでに大きなダメージを受けています。健康的な小麦色の肌か、ほんのりピンク色になるぐらいの日焼けなら問題ありません。

・**ビタミンDが増えやすくなる時間帯を狙う**

デスクワークがメインで外に出る機会が少ないときは、もっともビタミンDの生産量が多くなる正午の時間を狙いましょう。また、この時には、まとまった時間を日光浴に割くよりも、数分の日光浴をくり返したほうがビタミンDの生産量は多くなります。

・どうしようもない場合はビタミンDのサプリを飲む

どうしても外出が難しい時や、日射量が少ない冬場などは、ビタミンDのサプリを飲むのも手。最近では、イギリス政府なども冬季シーズンはビタミンDのサプリを推奨しています。ただし、サプリには吸収率などの問題があるため、結局は太陽の光を完全に補うことはできません。あくまでサポート役として使ってください。

Point

太陽の光を浴びないとメンタルは確実に悪化する。最低でも1日に6～20分は陽の光に肌をさらそう！

Fix
71 森林セラピーロード

日本で定番のストレス解消法と言えば「森林浴」です。1980年代に当時の林野庁が提唱したもので、その後も着々と科学的な検証が進められてきました。

いまのところ確認された効果としては、ストレスの解消はもちろん、血圧の低下や免疫細胞活性の向上など。いずれも大規模なメタ分析で成果が報告されています(※86)。

これらの研究を受けて、2017年には世界で初めての国際会議が開かれ、150人のエキスパートが改めて「森林浴」の高い効果を確認しています。いまや**「森林浴」は、世界が認めたストレス解消法**なのです。

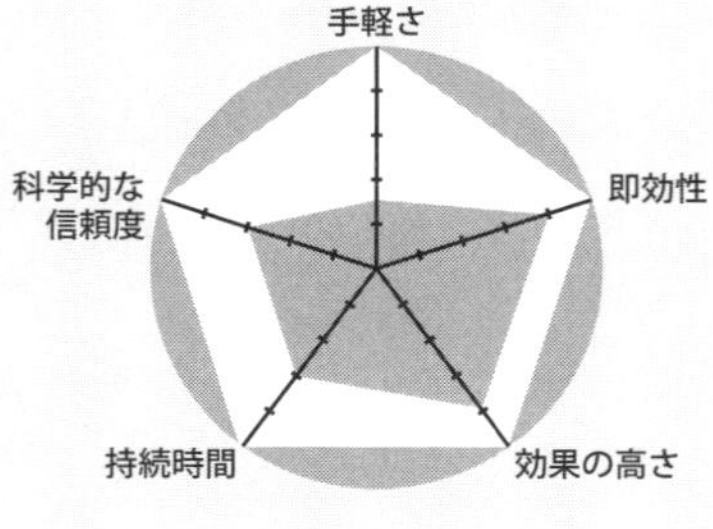

「森林浴」を行う場所は、木々に囲まれた場所ならどこでも構いませんが、おすすめは「森林

[森林セラピーロード]

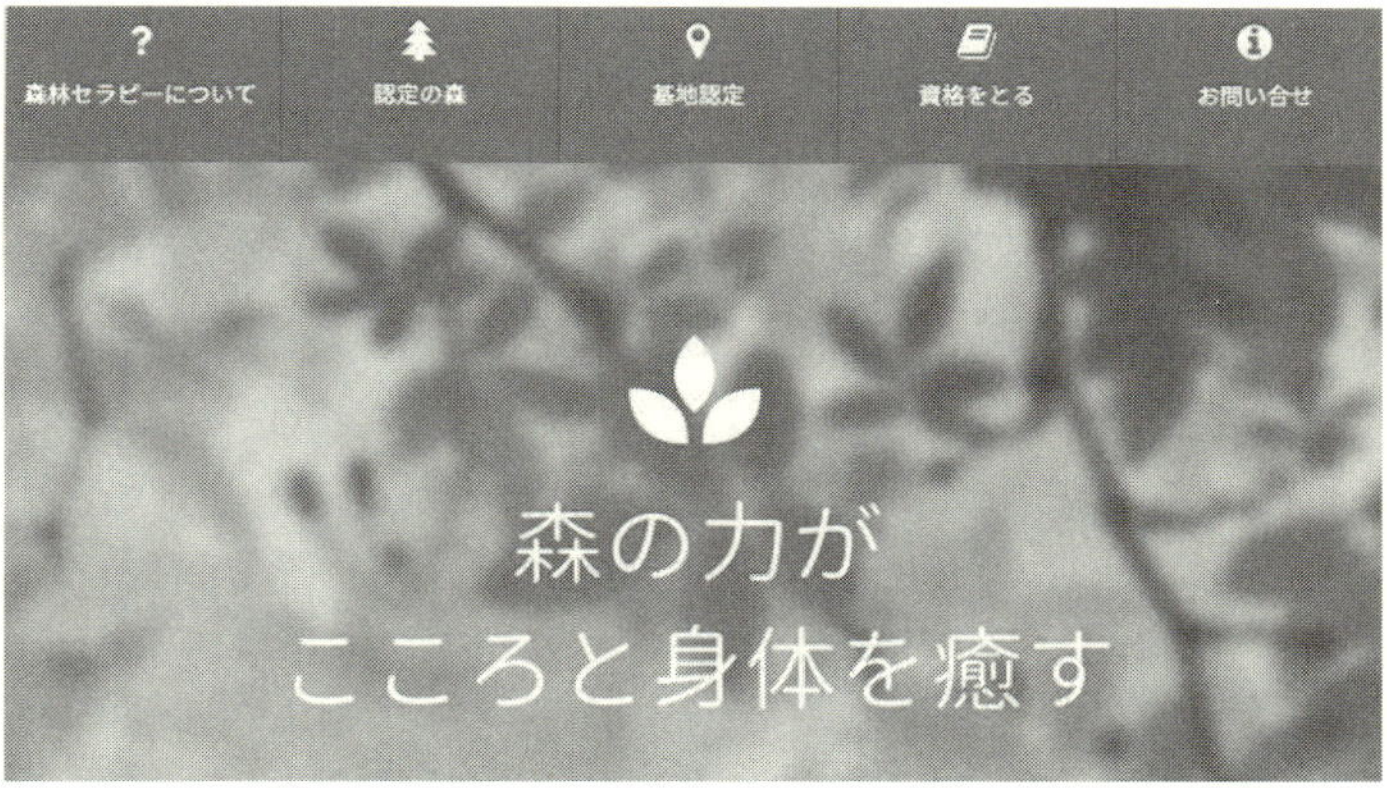

森林セラピーロードは「森林セラピーソサエティ」のサイトで確認可能
http://www.fo-society.jp/quarter/

セラピーロード」です。

これは、専門家がフィールド実験を行った上で、「安全に森林浴を楽しめる環境が整備されているか？」と「ストレス解消の効果が認められるか？」の2点をクリアした場所だけを認定したもの。血圧や心拍変動などを使って被験者のストレスレベルを測定しており、適当な森林浴スポット選びの参考になります。

現在、「森林セラピーロード」は全国に60以上が存在し、具体的な場所は公式サイトで確認が可能です。週末に何の予定もない時などは、近所に認定エリアがあるかどうかを調べてみるといいでしょう。

Fix 72

観葉植物

毎日の暮らしに「自然」を取り込むには、「観葉植物」がもっとも手軽な方法です。

パキラ、ベンジャミン、ポトス、ドラセナなど、部屋に置く植物の種類は何でも構いません。目に入る場所に鉢をひとつ置くだけでも、あなたのストレスは大幅に軽減します。

事実、ここ数年は、観葉植物の効果を示す論文が増えてきました。

たとえば、ノルウェー大学が行った実験では、385人のオフィスワーカーを対象に、仕事場に観葉植物を置いて、どのような変化が出るかをチェック。すると、観葉植物を見ながら働いたグループは、**毎日の疲労感やストレスが軽くなり、さらには頭痛や咳、肌の乾燥といった身体的な問題まで改善**したのです(※87)。

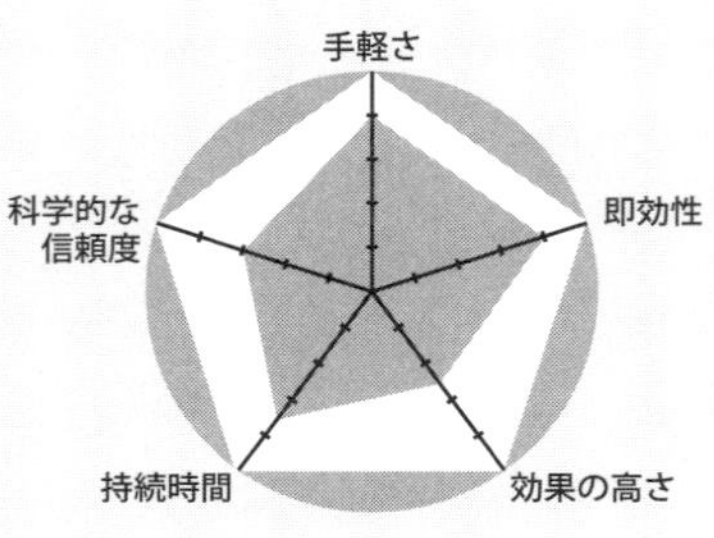

さらに別の研究でも似たような結果が出ており、同じようにオフィスに観葉植物を置いた実験では、従業員が病気にかかる確率が20％ほど減っています。これらのデータは、いずれも「従業員の仕事量」や「職場の衛生環境」などの要素は統計的に調整されており、やはり観葉植物には特有のメリットがあると考えるべきでしょう。

ハートフォードシャー大学のリチャード・ワイズマン教授は、観葉植物の効果について次のようにコメントしています。

「過去のデータでは、周囲に緑が多い病院に入った患者は、病気の治りが早い傾向が見られた。さらに監獄を舞台にした実験では、**窓から緑が見える部屋で暮らす受刑者の方が、病気にかかりにくい**とのデータも出ている」

どうやら、観葉植物でストレスが減ったおかげで、病気にもかかりにくくなるようです。自分の机に鉢植えを置くだけでいいのだから、これほど手軽で効果が高いストレス対策も他にありません。

自分が好きな植物を選んで、ぜひオフィスや自分の部屋に設置してみましょう。すぐにストレス低減の効果が得られるはずです。

Fix 73

自然音

もし定期的に森や海に出かけるのが難しい時は、「自然音」を使ってみましょう。風の音、潮騒、虫の声など、**自然界にあふれる音を聴くだけでも、私たちのストレスは大きく減る**ことがわかっています。

イギリスのサセックス大学が行った実験では、被験者の学生に2パターンの音声を5分25秒ほど聴かせました。

- **自然音(風の音や鳥のさえずりなど)**
- **人工音(車のエンジンやオフィスの音など)**

その上で全員のストレス度を計測したところ、自然音を聴いた学生は副交感神経が活発

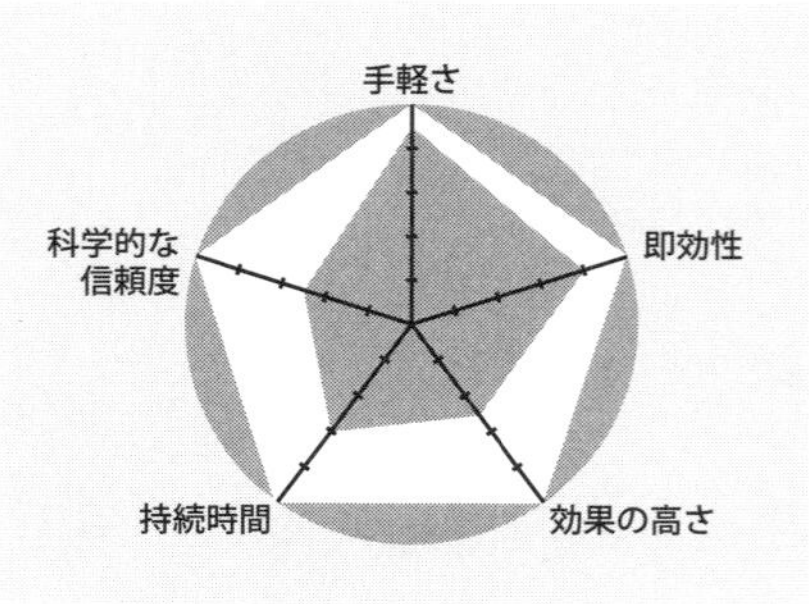

[Relax Melodies]

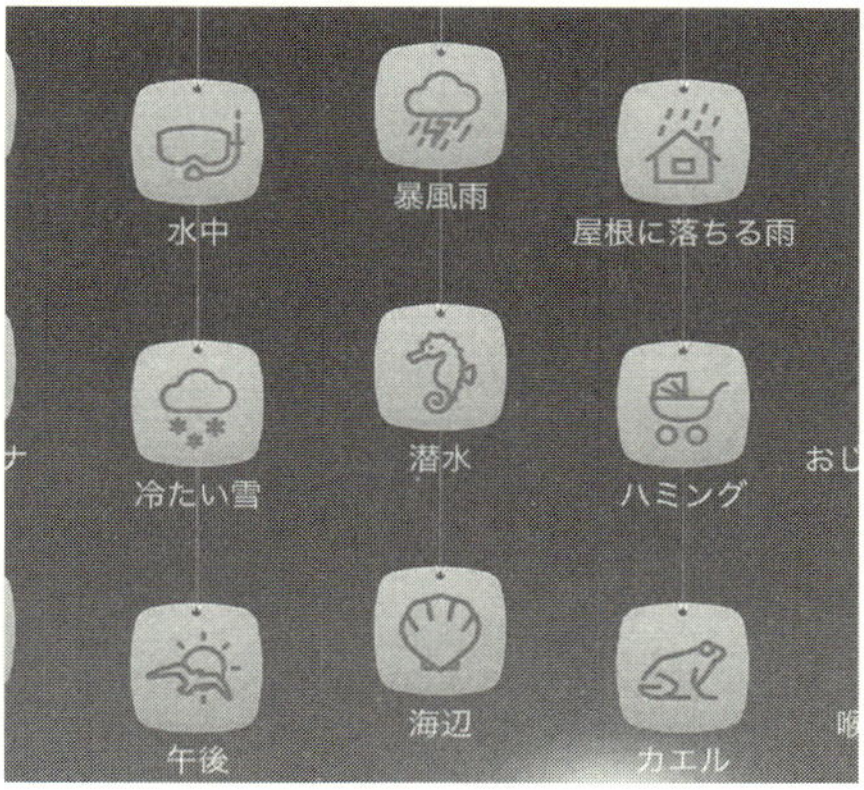

様々な自然音を自由に組み合わせることができる。
Apple App Storeから無料でダウンロード可能

化してリラクゼーション反応が発生。その効果は、**実験前にストレスを感じていた人ほど大きかった**そうです(※88)。

このような現象が起きるのは、人間の脳が、無意識のうちに自然音に引きつけられる性質を持っているからです。自然と音を聴くと反射的に自己の内面から意識がそれ、過去の嫌な記憶や未来への不安にとらわれにくくなっていきます。

手軽に自然音を楽しむには、スマホのアプリを使うのがベストでしょう。おすすめは「Relax Melodies」です。高品質の自然音を好きなようにミックスして楽しむことができます。

Fix 74

アロマテラピー

◉植物の香りは科学的に効果が確認済み

「アロマテラピー」は、古代ローマ帝国でも使われていた歴史あるリラックス法です。**植物の香りに癒し効果があることは近年の研究でも広く実証**されており、「バイオフィリア」を満たす手段として十分に使えます。

アロマテラピーの効果を証明した研究を、いくつか紹介しましょう。

・12件のデータをまとめた精度の高いレビュー論文では、**エッセンシャルオイルにマッサージよりも大きな癒し効果**が認められた(※89)。

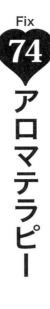

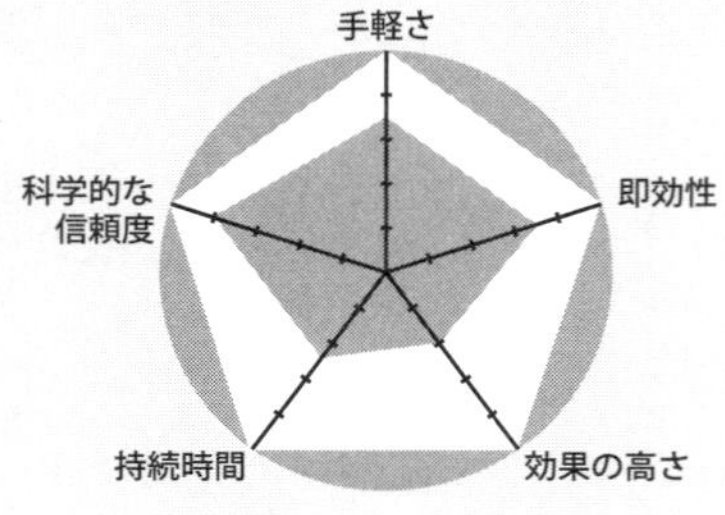

・15件のデータを分析した2011年の大規模レビューでも、「**不安の対策にアロマテラピーは推奨できる**」との結論が出た(※90)。

どちらの論文もデータの質は高く、科学的な信頼性は大。アロマテラピーがストレス解消に効くのは間違いありません。

◉本当にストレスに効く「最強アロマオイル」はこれだ！

それでは、数あるアロマオイルの中でも、もっともストレスを減らす効果が高いのはどれなのでしょうか？

実は、この問題についても、すでに科学的に精度の高い回答が得られています。

2014年、韓国のウルチ大学校が、7つのデータベースから大量の研究を抜き出し、「**どのアロマオイルが本当に効くのか？**」をチェック。ストレス解消の効果が高いと認められるオイルを選び出しました(※91)。

そこで浮かび上がったオイルは、以下の4種類です。

[　ラベンダーオイル　]

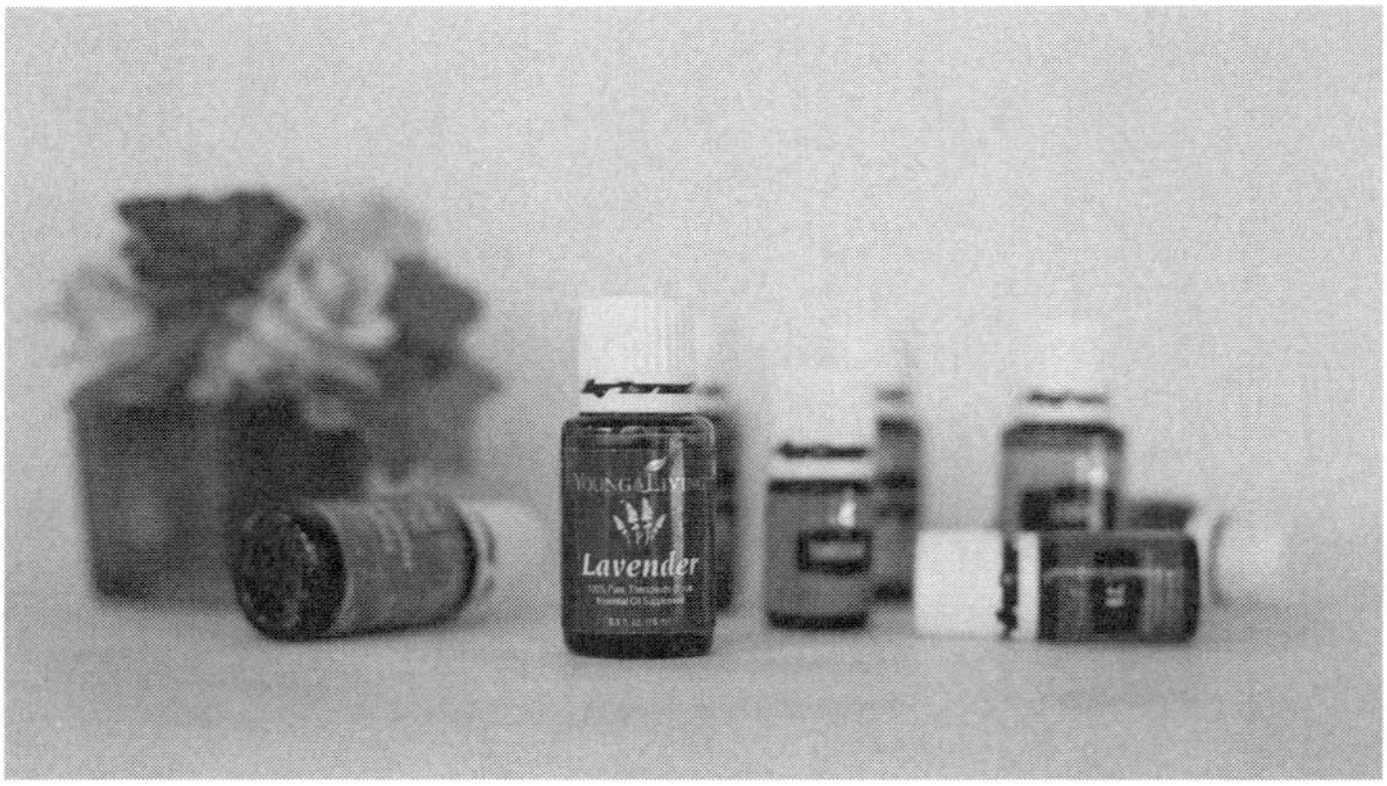

現時点ではラベンダーオイルの
研究例がもっとも多い

- **ラベンダー**
- **ペパーミント**
- **クラリセージ**
- **ベルガモット**

この4つには、すべて高いリラックス効果が確認されました。いずれのオイルも神経のたかぶりを鎮める作用があり、イライラや不安を抑えてくれます。

なかでも、**もっとも信頼性が高いのはラベンダー**です。

というのも、多くのアロマテラピー実験ではラベンダーが使われており、ストレスに効くほか、睡眠の質の向上、不安の解消、高血圧の改善といった可能性が示唆されています。アロマテラピーでストレスを解消したいなら、現時点ではベストチョイスと言えるでしょう。

アロマオイルは、どのように使っても構いません。お気に入りのディフューザーを使うもよし、お風呂に何滴かたらして香りを楽しむもよし、どんな方法でもストレス解消の効果は得られます。

おすすめなのは、ベッドに入る30分前に寝室をラベンダーの香りで満たしておくこと。日中のストレスが大きく減るうえに、その夜の睡眠の質も高めてくれます。

Point

アロマテラピーがストレスに効くのは間違いない。なかでもラベンダーは信頼性が高い

Fix 75

ラベンダーオイル・カプセル

ラベンダーオイルに不安や緊張をほぐす効果があり、夜眠れない人の睡眠導入などに用いられているのは、前ページでもお伝えしたとおりです。

実証データも多く、寝床に入る30分前に、室内をラベンダーの香りで満たしたら睡眠が深くなったり、不眠が改善したなどの結果が出ています(※92)。ラベンダーに特有の鎮静効果があるのは間違いありません。

が、ここでおすすめしたいのは、ラベンダーオイルの経口投与。つまり、**口から体内にオイルを入れてしまう方法**です。

実は、ラベンダーオイルはサプリメントとしての効果も確認されており、「理由はよくわからないけどなんだか不安で……」のような症状には大きなメリットを発揮してくれます。

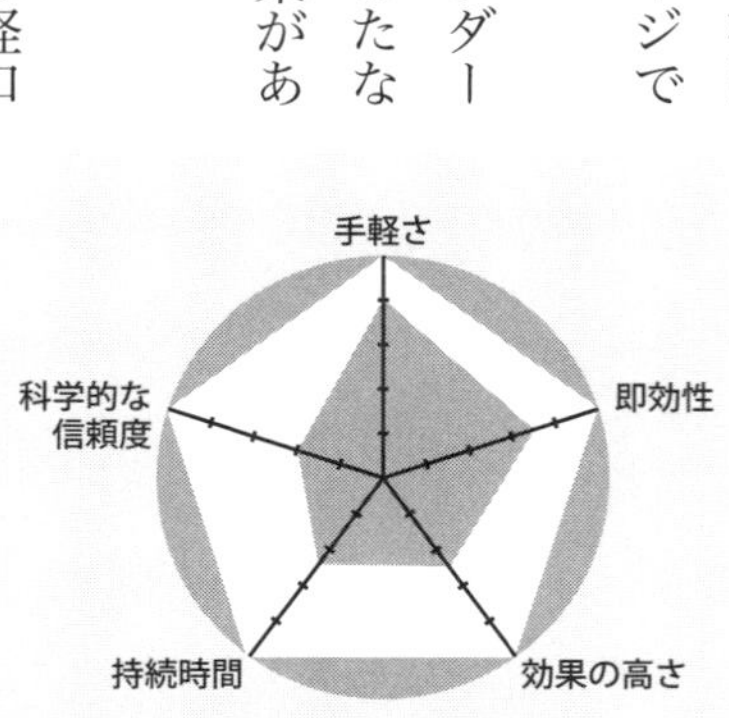

［ ラベンダーオイル ］

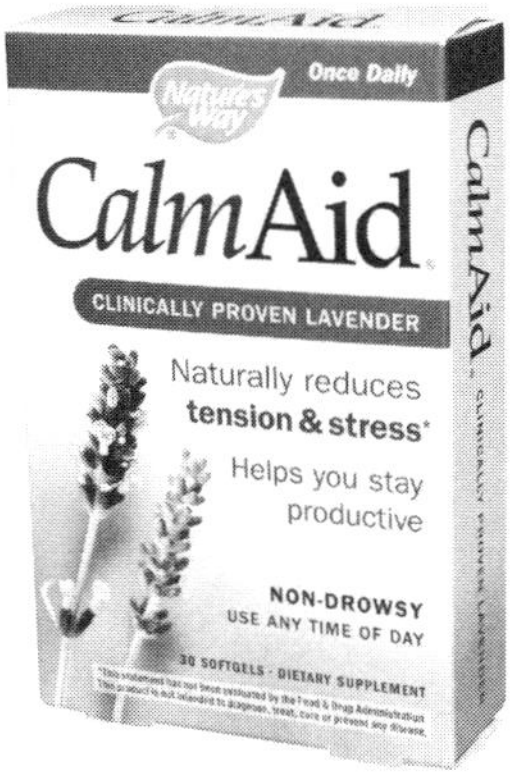

ラベンダーには緊張をほぐす効果がある
おすすめはNature's Wayの「Calm Aid」。約1400円

たとえば2010年の実験では、221人の被験者に1日80㎎のラベンダーオイルを飲ませたところ、10週間で**不安な気持ちと睡眠の質が改善**（※93）。ドイツで行われた別の試験でも、6週間で専門の抗不安薬（ロラゼパム）と同じレベルの効果が出ています（※94）。不安のせいでストレスを抱えがちな方は、試す価値があるでしょう。

ラベンダーオイルのサプリはいくつか種類がありますが、**多くの試験で使われているのはNature's Wayの「Calm Aid」という商品**です（※95）。まずは、これを1日1カプセルずつ6週間ほど続けて、変化が出たかどうかをチェックしてみてください。

Fix 76 #natureporn（ネイチャーポルノ）

公園に散歩に行く時間すらないという方でも、まだ自然と触れ合う手段はあります。シンプルに、壮大な自然の写真を見ればいいのです。

自然の写真を見るだけでも私たちのメンタルが強くなるのは有名な話で、たとえばオランダのアムステルダム自由大学が行った実験では、学生たちに複雑な計算問題を解くように指示しました（※96）。

そして、全員のストレスが高まったところで、モニタに「都会の風景」と「緑が多い公園の風景」を2パターン表示。学生のストレスにどんな変化が出るかをチェックしたところ、興味深い差が現れました。「緑の写真」を見た学生は、**リラックスをつかさどる副交感神経が活性化し、心拍数も大きく下がった**のです。

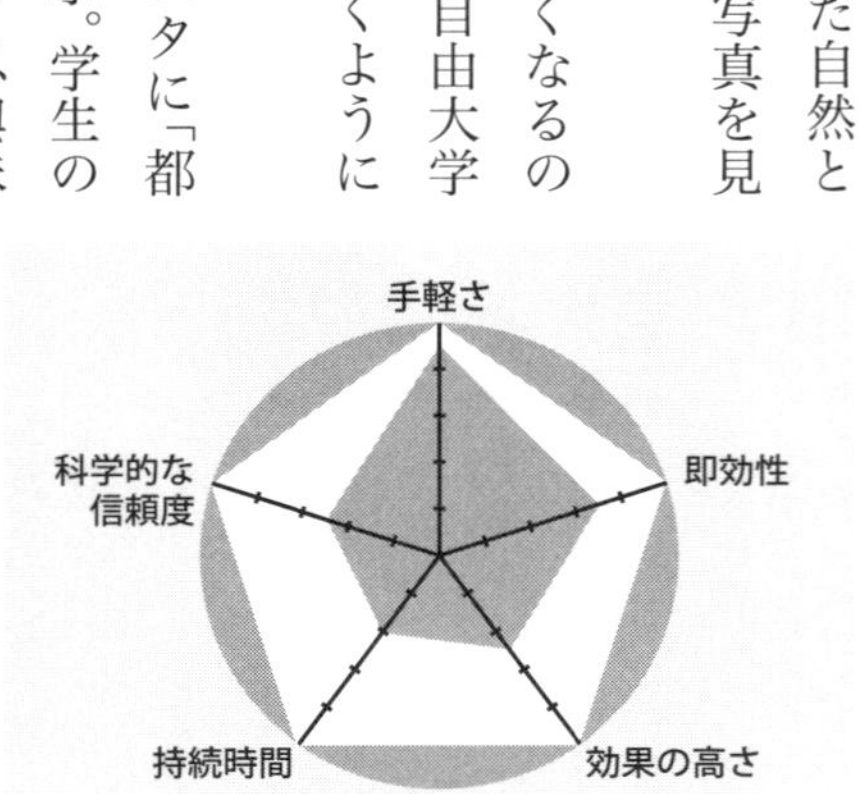

［　#natureporn　］

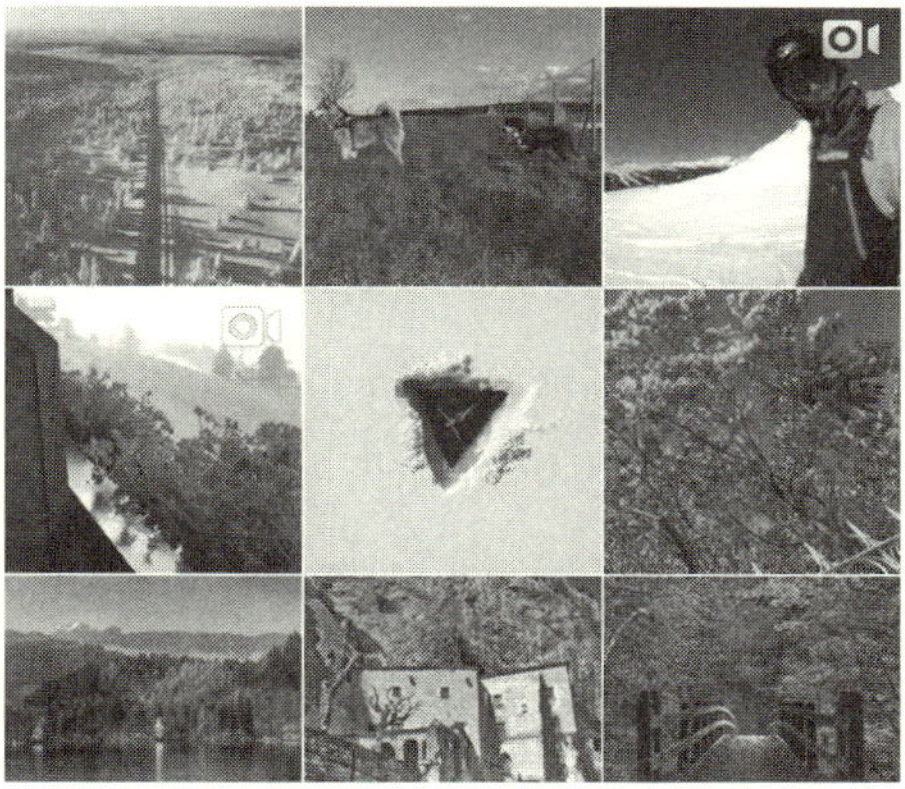

インスタグラムの「#natureporn」タグをチェックし、
質の高い自然画像に5分だけ触れてみよう

この結果について、研究チームはこうコメントしています。

「**自然の写真を5分見ただけ**でも、ストレス解消に役立つ可能性がある。この効果を得るには、雄大な自然の光景、自然の音や匂いも必要がない。この事実には驚かされた」

ちょっと緑が多い公園の写真でも、人間の神経は大いに安らぐようです。これだけ簡単に自然のメリットを享受できるなら、やらない手はありません。

ネットを探せば自然の写真はいくらでも見つかりますが、おすすめはインスタグラムの「#natureporn」というタグ。世界中のユーザーが撮影した美麗な自然写真を、延々と楽しむことができます。

第4章

最速でイライラが激減！18の超時短メンタルトリック

Introduction

科学的なストレス解消法を覚えてストレス対策をゲームに変えよう！

第3章では、科学的な実証データが多くて、なおかつすぐに効果が得られる3つのストレス対策についてお伝えしました。そこで本章では、さらに**「即効性」に焦点を絞ったテクニック**をまとめてご紹介します。

いずれの手法も、**最短で数十秒、最長でも十数分で効果が実感できる**ものばかり。呼吸、自然、運動といった「三種の神器」に比べるとデータ数は劣るものの、しっかりと科学的な裏づけが存在するテクニックを厳選しました。

もちろん、本格的にストレスに立ち向かうには、第2章の「根本治療」をメインにしつつ、第3章の「三種の神器」をこなしていくのが基本です。

しかし、まえがきでも述べたとおり、ストレス解消法のレパートリーは多ければ多いほどメンタルは安定しやすくなります。本章のテクニックをすべてやる必要はないので、**知識として持っておくだけでも、あなたの中には大きな安心感が生まれる**でしょう。

本章の利用法でおすすめなのは、何か嫌なことが起きたら、ランダムにひとつのテクニックを選んで、**ロールプレイングゲームで新しい呪文を覚えた時のようなノリで試してみる**というやり方です。

回復呪文と防御呪文では使うべき場面が異なるように、それぞれのストレス解消法にも適したシチュエーションがあります。その違いを見極めるべく、いろんな場面でいろんな解消法を試してみるのです。

ここで効果が出れば成功ですし、もし何も起きなくても試した価値はあります。少なくとも、「このモンスターにはこの呪文が効かないんだな……」とわかれば、あとで同じ状況になった時でも対策が立てやすくなるでしょう。

ぜひとも、ゲームで遊ぶ時のように、楽しんでやってみてください。

Fix 77

ポジティブ・メモリーズ

本書では様々なストレス解消法を紹介していますが、もっとも即効性が高いのが「ポジティブ・メモリーズ」。なんと、**たった14秒でストレス反応を大きく減らしてくれます**。

このテクニックを編み出したのは、アメリカのラトガース大学です。同大学の研究チームは、まず134人の男女の手をしばらく氷水に浸けさせて、わざと精神的なストレスを与えました（※97）。

その後、全体を2つのグループにわけています。

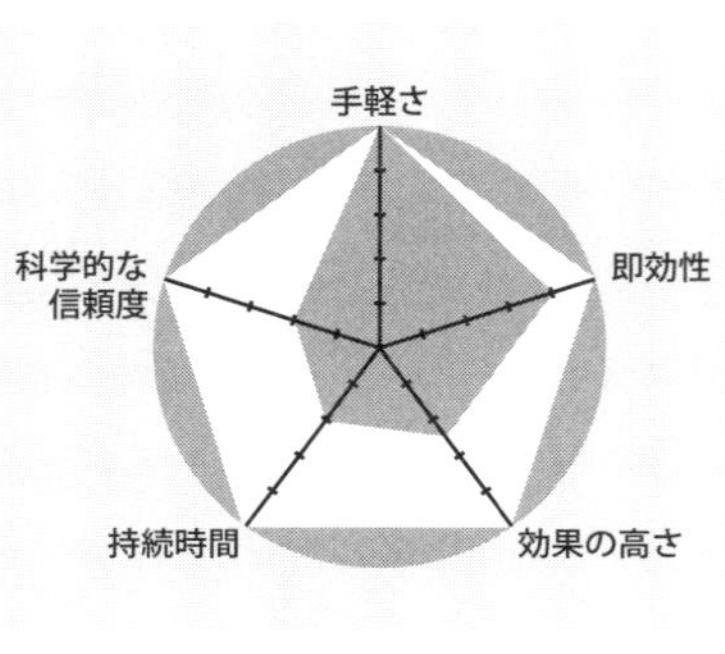

1　14秒だけ過去の良い記憶を思い出してもらう（「昔のバケーション」や「誰かにほめられた体験」など）

2　14秒だけ過去の普通の記憶を思い出してもらう（「いつもの食事」や「通勤時間の過ごし

方」など)

すると、過去の良い記憶を思い出したグループは、たんに気分が良くなっただけではなく、他グループにくらべて**「コルチゾール」というストレスホルモンが1割しか増えていませんでした**。

コルチゾールは、私たちが強いストレスを感じたときに増えるホルモンです。短期的に増えるのは普通の現象ですが、この状態が長く続くと、風邪を引きやすくなったり、心臓病にかかりやすくなったりと、様々な弊害を引き起こします。

つまり、過去の良い記憶を思い出したグループは、主観的なイライラや不安のレベルが減っただけではなく、**実際に生理的なストレス反応も変わった**わけです。まさに「病は気から」と言えます。

思い出す記憶は、自分にとってポジティブなものならなんでもOK。「楽しかった旅行」「友人との盛り上がった会話」「試験に合格した体験」など、あなたがいい気分になれる思い出を、とりあえず14秒だけ思い出してみましょう。それだけも効果は絶大です。

Fix 78

ネガティブ・ダストビン

「ネガティブ・ダストビン」は、ついつい嫌なことを考えてしまうような時に使えるテクニックです。

2012年、スペインのオートノマ大学が、おもしろい実験を行いました。研究チームは、83人の学生に「自分の体の嫌なところを紙に書き出してください」と指示。その上で、全体を2つのグループに分けました(※98)。

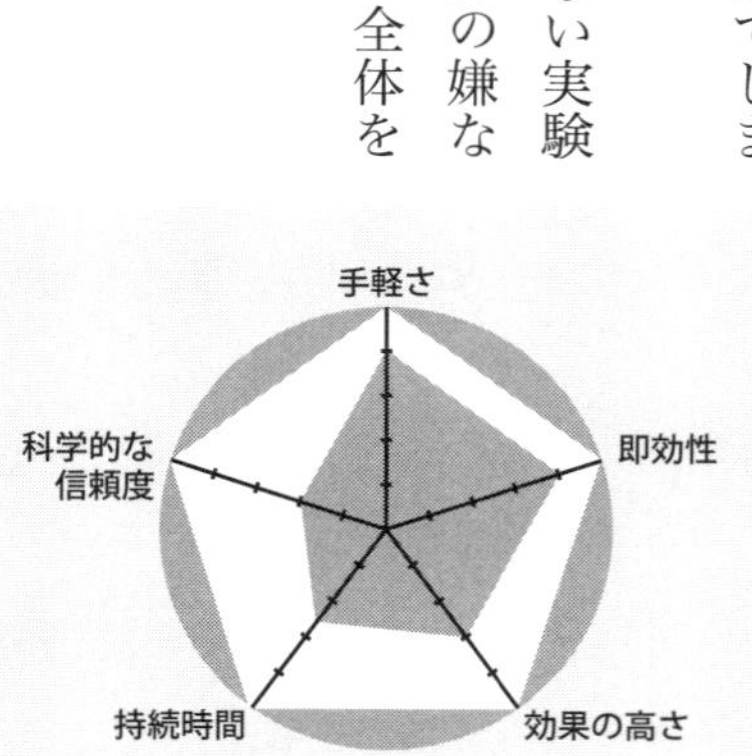

1　書いた紙をビリビリに破いて捨てる

2　書いた紙はそのまま持っておく

その後、専門の判定テストを使って、全員に「自分の体に対するイメージ」をチェックしたところ、書いた紙をゴミ箱に捨てたグループは、自分にポジティブな評価を下すようになり、ネガティブ思考のストレスに強くなったのです。

この現象を、研究チームは「**思考の物質化**」と呼んでいます。

ぼんやりとした考えや感情を紙に書き出すと、私たちの脳は、あたかも思考がモノになったかのように錯覚します。そして、それを捨てることで、本当に思考までゴミ箱に送り込んだような気分が生まれるのです。

研究チームは言います。

「もちろん、イヤな思考は完全に消えたわけではなく、いつでも思い出すことが可能です。しかし、思考をゴミ箱に捨てたおかげで、ネガティブな思考が頭に浮かびにくくなります。その結果、ストレスもやわらぐのです」

要は脳の勘違いを利用したテクニックなのですが、これだけ手軽にストレスを減らせるのだから試してみない手はありません。

実験によれば、**ネガティブな思考を書き出す時間は3分**でＯＫ。頭のなかで紙に書き出す想像をするのではなく、本当の紙を使ってください。

ちなみに、「ネガティブ・ダストビン」を何度もくり返すと、脳がネガティブな思考をすぐに打ち消せるようになることもわかっています。定期的に実践してみてください。

Fix 79

フォアヘッド・タッピング

ストレスでやけ食いしたくなった時などに有効なのが、「フォアヘッド・タッピング」です。タフツ大学の心理学者スーザン・ロバーツが編み出した方法で、いくつかの研究で効果が報告されています(※99)。

具体的な方法は、次のようなものです。

1. 5本指を広げて、自分のおでこに置く

2. 5本の指で、1秒ごとにおでこを軽く叩く

この作業を、イライラやネガティブな思考が減るまで続けてください。いつもよりスムーズにストレスが減っていくはずです。

このテクニックが効くのは、**人間の脳が限られた処理能力しか持たないから**です。

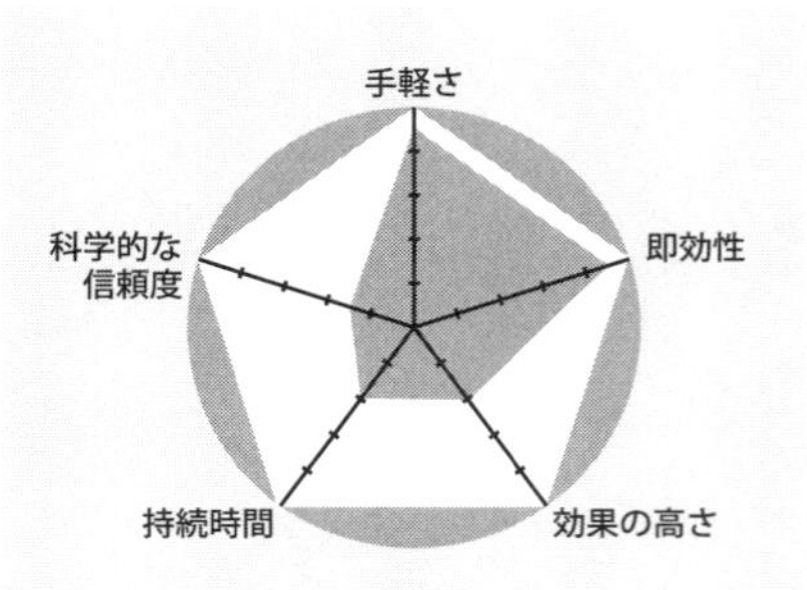

［ フォアヘッド・タッピング ］

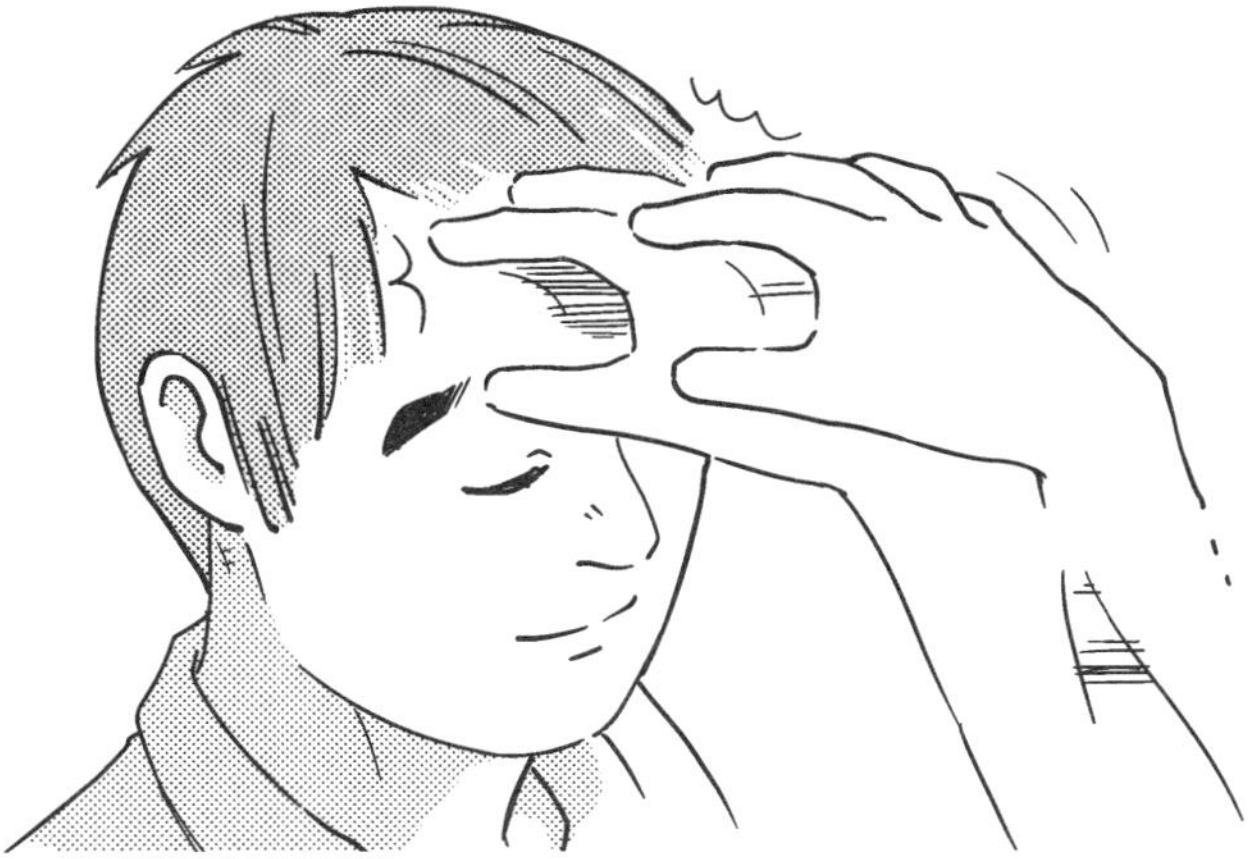

たとえば、「甘いものが食べたいのに食べてはいけない！」というストレスを感じた時、私たちのワーキングメモリ（一時的に情報を記憶する脳の機能）は、欲望に抵抗しようと精一杯になっている状態です。

ここで「おでこを叩く」という単純な作業に意識を向けると、ワーキングメモリは、指の動きや額の感覚などの情報も処理しようと頑張り始めます。ところが、ワーキングメモリは容量が少ないので、同時に大量の情報が入ってくるとあてしまい、とりあえず新しく入ってきた方に処理能力を分配。その結果、「甘いもの」に関する情報は追い出され、**ストレスがリセットされる**わけです。シンプルながら、実に強力なメソッドだと言えるでしょう。

Fix 80

マインドバス・テクニック

「マインドバス」は、マインドフルネス系の認知行動療法でよく使われるテクニック。「お菓子が食べたいけど食べてはいけない！」といったストレスを減らすのに効果的です。

その方法とは、

・**自分はバスの運転手で、心に浮かぶ思考を「バスの乗客」だとイメージしてみる**

というものです。たとえば、「チョコレートが食べたい！」という欲望が浮かんだら、その思考を、いったんあなたが運転する想像のバスに乗せます。そして、そのまま頭の中でしばらくバスを運転したら、「チョコレートが食べたい思考」を別のバス停で降ろしてしまうのです。

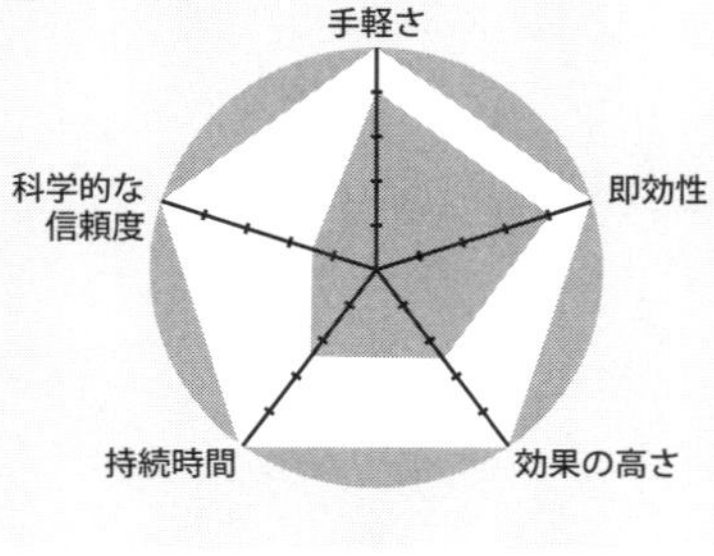

［ マインドバス・テクニック ］

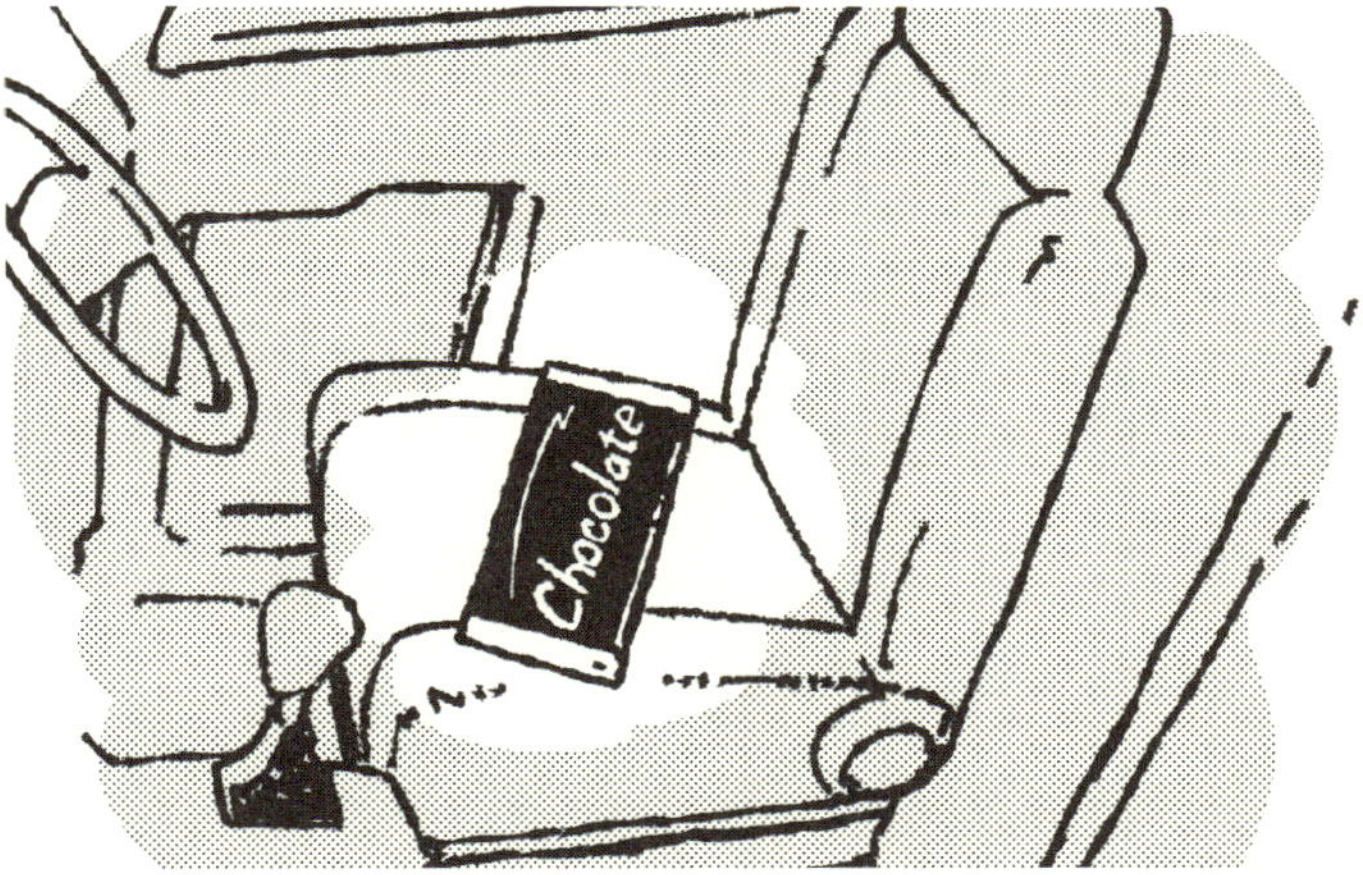

「思考」をバスに乗せた状態が想像しづらいかもしれませんが、そのままチョコレートをバスの座席に置いてもいいですし、「チョコレートを貪る自分」を座席に置いても構いません。自分がイメージしやすいようにアレンジしてください。

なにやら子供だましのように思われるかもしれませんが、イギリスのスウォンジ大学による研究では、被験者にお菓子をガマンさせる実験を行ったところ、「マインドバス」を使ったグループほど**自制心が高まりストレスに強くなりました**（※100）。

あなたが何かをガマンしなければいけないような場面で使うと、大きな効果を発揮してくれるでしょう。

Fix 81

メンタル・クリアボタン

「急に不安になってきた！」

そんな時に使えるのが、「メンタル・クリアボタン」です。これはスタンフォード大学の心理学者ドン・ジョセフ・ゴーイー博士が編み出したテクニックで、急性の心配や悩みをやわらげる効果があります（※101）。

具体的な方法は次のとおりです。

1　手の平の上に「押しボタン」をイメージする。

2　押しボタンは脳に直結しており、「ネガティブな感情を止めるシグナル」を送ることができると想像する。

3　自分の呼吸に意識を向けながらボタンを押す。

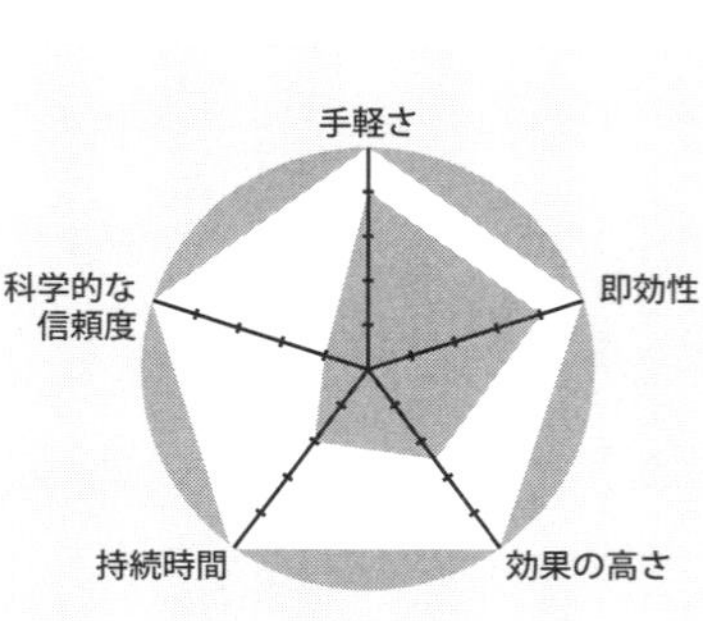

4 呼吸をしながら心の中で「1」と数え、「赤い色」を思い浮かべる。

5 呼吸をしながら心の中で「2」と数え、「青い色」を思い浮かべる。

6 呼吸をしながら心の中で「3」と数え、「緑色」を思い浮かべる。

ゴーイー博士によれば、想像のボタンを押しながら数字を数えることで、原始脳(不安を感じやすい脳のエリア)から気がそれ、一時的にネガティブな情報を追い出すことができます。ストレスが強い場面では、つい呼吸から集中がそれてしまうかもしれませんが、あわてずに意識をもどすようにしてください。

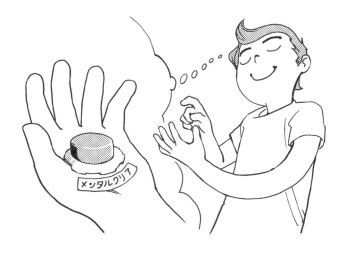

Fix 82

フライ・オン・ザ・ウォール

ダメだとわかっていても、つい他人に怒ってしまうような人に使えるのが、このテクニックです。直訳すると「**壁に止まったハエ**」になります。

その方法はとてもシンプルで、

・**なにかイヤなことが起きたら、自分のことを「壁に止まったハエ」だと想像してみる**

これだけです。自分をハエだと思うと、**不思議なことに激しい怒りがスッと楽になる**のです。

その事実を実証したのが、アメリカのオハイオ大学の実験(※102)。研究チームは94人の学生に難しいパズルを解くように指示を出し、それと同時に、ことあるごとに「もっと大きな声

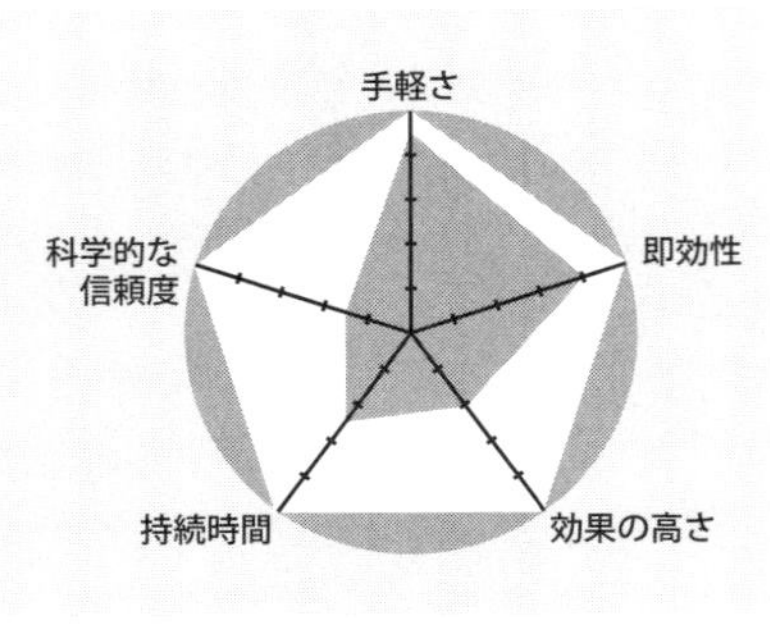

で答えて！」「ちゃんと話を聞いてたか！」などと被験者を叱りつけて、わざと全員の怒りをあおりました。

その際、すべての被験者を2つのグループに分けています。

1 普通にパズルを解く
2 いまの状況を「壁に止まったハエ」の視点から眺めてみる

すると、両グループにはおもしろい違いが現れました。自分をハエだと考えた学生は怒りのレベルが大きく下がり、パズルの成績が30％も改善したのです。

この現象は、自分をハエだと思うことで現在の体験と感情の間に距離感が生まれ、ネガティブな思考に流されにくくなるために起きます。つまり、ハエのイメージでなくとも、「自分を外側から見ているもう1人の自分を想像する」や「自分を空の上から見ている雲だと思う」といった想像でも構いません。とにかく、目の前の状況を外側から見られるような視点を作り出すのがポイントです。

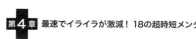

Fix 83
メンタル・サブトラクティング

アメリカのヴァージニア大学が考案したストレス解消テクニックです。「なんだかうつな気分が続いているな……」「自分だけ不幸な気がする……」のように、**ネガティブな気分を引きずってしまうタイプのストレスに効果**があります。

ヴァージニア大学が学生を対象に行なった実験では、「メンタル・サブトラクティング」を使った被験者は、多くがストレスに強くなり、研究が終わってから1カ月が過ぎた後もポジティブな気分をキープし続けました(※103)。

「メンタル・サブトラクティング」は、次の2ステップで行います。

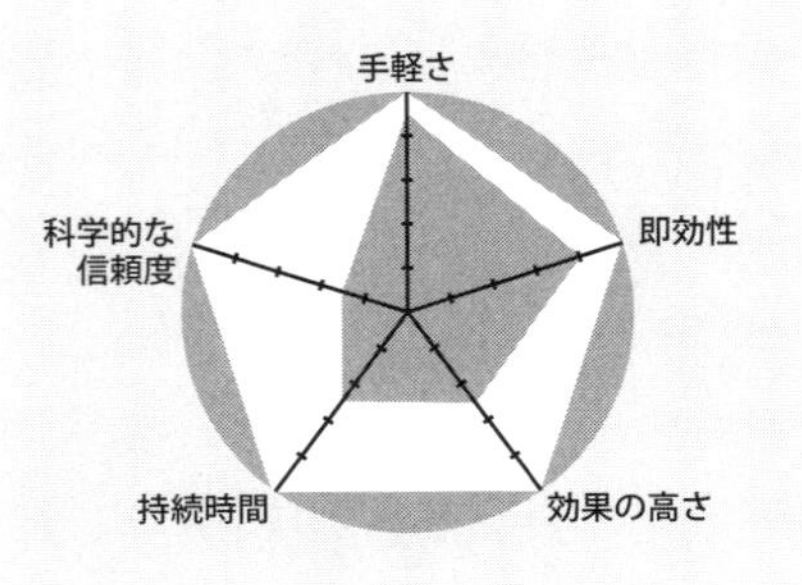

1　過去の人生で起きたポジティブな出来事を思い浮かべる

2 その出来事が「実は起きていなかった」と想像してみる

「ポジティブな出来事」は、どんなものでも構いません。「受験に受かった」や「子供ができた」といった人生の節目はもちろん、「道ばたで1000円を拾った」や「子供のころに友達と遊んだ」ぐらいの日常的なものでもOK。それでも何も出てこないときは、「自分がこの世に生まれた」「今日も生きている」ぐらい根本的なことでもいいでしょう。

「メンタル・サブトラクティング」が効果的なのは、人間は**「何かを得た喜び」よりも「何かを失う苦しみ」のほうを強く感じやすい生き物**だからです。

専門的には「損失回避バイアス」と呼ばれる現象で、多くの人は、「90％の確率で1000円をもらえる」よりも「確実に900円をもらえる」ほうを選ぶことがわかっています。どちらも期待値は同じなのに10％の損を嫌ってしまうわけですね。

「メンタル・サブトラクティング」の理屈もこれと同じ。あえて「良い出来事」を失った状態を想像することで、**過去のポジティブな体験が輝きを増す**のです。実験によれば、このテクニックを**「1回3～5分ずつ2週間」ほど続けるのが効果的**とのこと。まずは1日3分から始めてみましょう。

Fix
84 Mood Mint（ムードミント）

「Ｍｏｏｄ Ｍｉｎｔ」は、他人とのコミュニケーションが苦手なせいでストレスを抱えてしまうような人に適したゲームアプリです。

アプリを起動すると、画面には様々な表情をした４枚の顔写真が表示されます。プレイヤーは、このなかから「ポジティブな表情」（笑顔や平穏な顔）を瞬時に見分け、できるだけ素早くタップ。正解を選ぶスピードが速いほど、高い得点が得られます。

このゲームは「**注意バイアス修正治療訓練**」という心理学のテクニックを用いたものです（※104）。

対人コミュニケーションが苦手な人の多くは、「怒り顔」や「悲しい顔」のような**ネガティ**

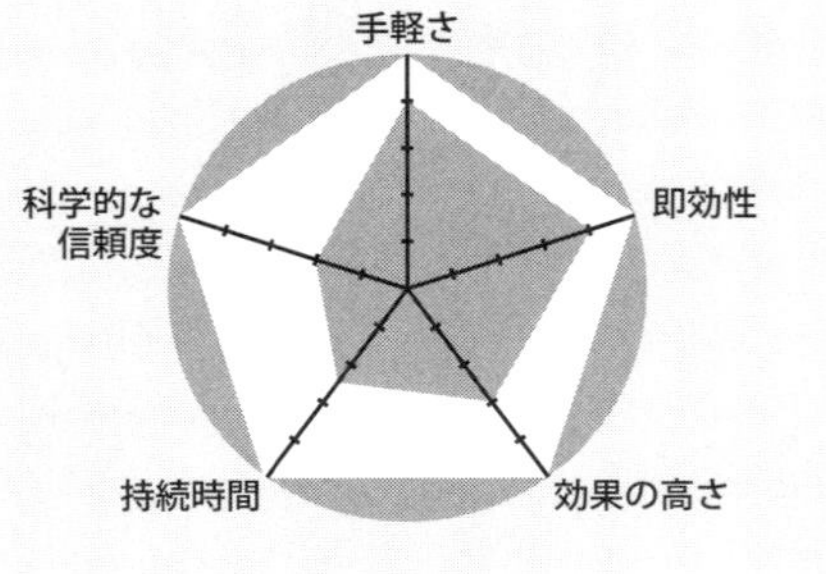

[Mood Mint]

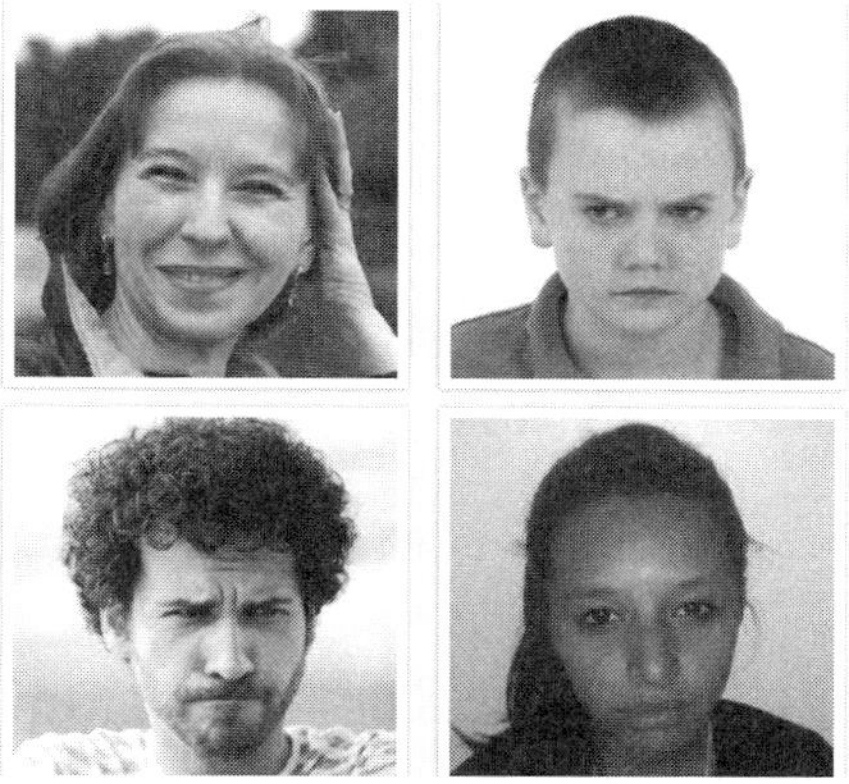

4枚の顔写真から、ポジティブなものを瞬時に選ぶ。
Apple App Storeで購入可能。360円

ブな表情に自然と意識が向かうような心の癖を持っています。これが続くと、いつも相手のマイナスな表情にばかり集中してしまい、ストレスが激増するのです。

こういった心の癖を修正するのが、「注意バイアス修正治療訓練」のポイント。意識して「幸せそうな表情」などに集中する訓練を重ねて行き、少しずつ心の癖を修正していくわけです。

多くのデータによれば、25分のトレーニングをしただけでも、その直後からストレスが大幅に減少しています。「人づきあいが苦手で……」といった悩みをお持ちの方には、効果を発揮してくれるでしょう。

Fix
85
ファイブセンス・カウントダウン

慣れないうちは、ネガティブな感情をやり過ごすのは難しい話。いったん激しい不安に巻き込まれると、そこから抜け出すのは苦労するものです。

そんな時に使って欲しいのが、「ファイブセンス・カウントダウン」です。最新の認知行動療法でよく使われる技法で、「イライラしてもうダメだ！」や「不安に呑み込まれそうだ！」といった状況で、緊急避難的に効果を発揮します(※105)。

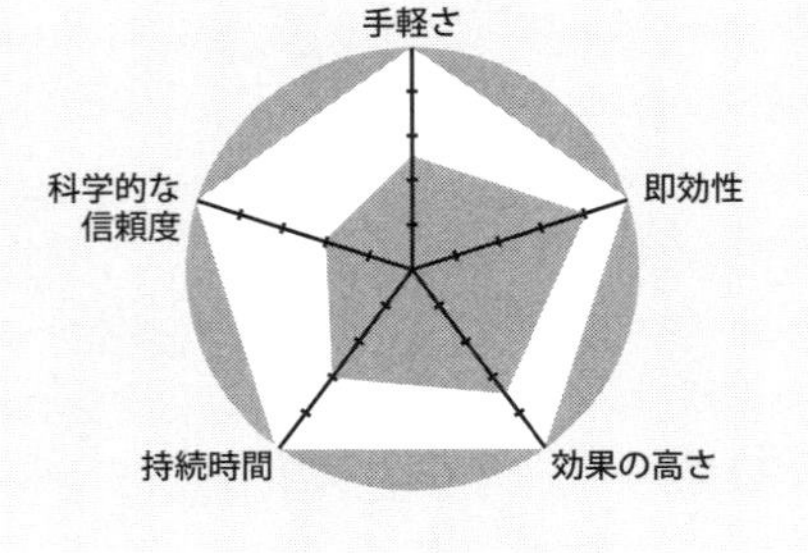

◉急な不安に打ち勝つための5ステップ

「ファイブセンス・カウントダウン」は、あなたの五感を使って行うテクニックで、次のステップで構成されています。

ステップ1　視覚フェーズ

ストレスを感じたら、深呼吸を一回してから自分の周囲を見まわし、**目に入った5つの物を声に出して言ってみましょう**。テレビ、床、猫、カレンダー、時計など、とにかく目についたものなら何でもOKです。

ステップ2　触覚フェーズ

再び深呼吸をしてから、今度は**身のまわりにある4つの物にさわってみます**。壁、タンス、スマホ、毛布など、とにかく目についた物に触れてみてください。「ザラザラしているな……」や「意外とスベスベなんだな……」といったように、その物体が伝えてくる感触をしっかり意識するのがポイントです。

ステップ3　聴覚フェーズ

再び深呼吸をしてから、今度は**耳に入ってくる3種類の音を選んで聞いてみてください**。風の音、車のエンジン音、換気扇の音など、適当なものを選んで耳をすましてみましょう。ここでも、「高い音だな……」や「独特のリズムがあるな……」のように、音の特徴を意識しながらトライしてください。

ステップ4　嗅覚フェーズ

再び深呼吸をしてから、今度は**鼻に入ってくる2種類の香りを選んで嗅ぎます**。部屋の香り、ペットの体、布団の匂いなど、目についたものを適当に選んでください。こちらも、同じように香りの特徴を意識しながら行います。

ステップ5　味覚フェーズ

再び深呼吸をしてから、今度は周囲にある食品や飲み物を1つだけ選択。チョコ、ガム、コーヒーなど何でもいいので、口に入れてじっくりと味わってみます。まわりに何もないときは、舌に当たる空気の感覚を味わってみてもOKです。

◉なぜ五感を使うとストレスに強くなれるのか？

ここまでやれば、「味覚フェーズ」が終わったころには、あなたは完全にネガティブな思考や感情から切り離されているはずです。ネガティブそのものが消えるわけではありませんが、少なくとも**激しい感情の波には呑み込まれない状態**になっています。

「ファイブセンス・カウントダウン」が効くのは、次々と五感に集中していくことで、意識が「現在」に向かうからです。

当然ですが、あなたがいる**「いま」という瞬間には、未来の不安や過去の悩みが存在しません**。そのため、「現在」に意識を向けると、未来や過去の不安から自由になり、最終的にはストレスもやわらいでいくわけです。

嗅覚や味覚などに意識を向けるとストレスが減りやすいのは、多くの研究でも証明された事実。激しいストレスに襲われたら、すかさず自分の五感をフルに活用して、「いま」に意識を集中させてみましょう。

Point

五感を使うと人間の意識は「現在」に向かうため、未来と過去のネガティブ思考から自由になることができる

Fix 86 Personal Zen（パーソナルゼン）

「Ｐｅｒｓｏｎａｌ　Ｚｅｎ」は、２６０ページの「Ｍｏｏｄ　Ｍｉｎｔ」と同じく、注意バイアス修正治療訓練の理論を取り入れたスマホアプリです。

ニューヨーク市立大学が２０１４年に開発したもので、75人の学生を対象にした実験では、このゲームを25分間だけプレイした被験者はストレス耐性がアップ。その後、人前で会話をするように指示された際も、別のゲームをプレイしたグループよりもストレスレベルが有意に低下していました（※106）。

ゲームはとてもシンプルで、スタートすると画面に笑顔と怒った顔のキャラが登場。２体が地中に潜り込んだら、笑顔のキャラが芝生に残した痕跡を指でなぞるとポイントが入ります。

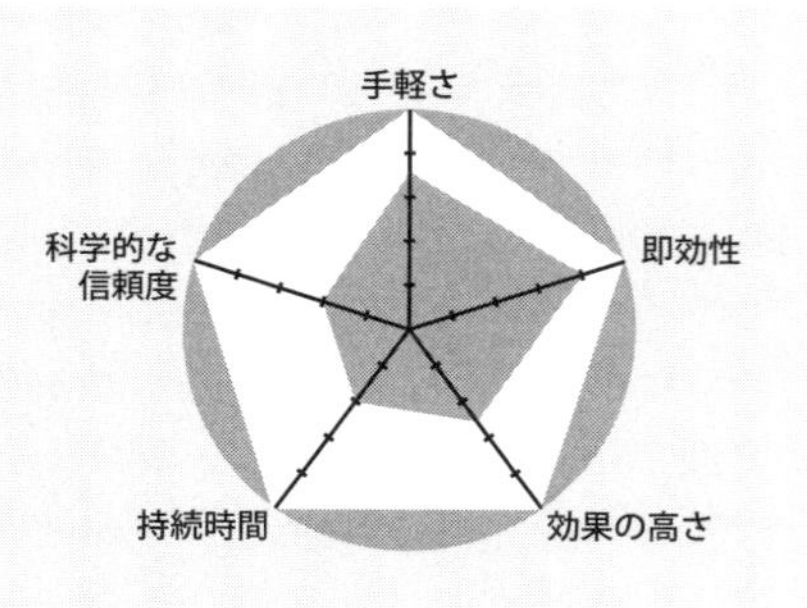

［ Personal Zen ］

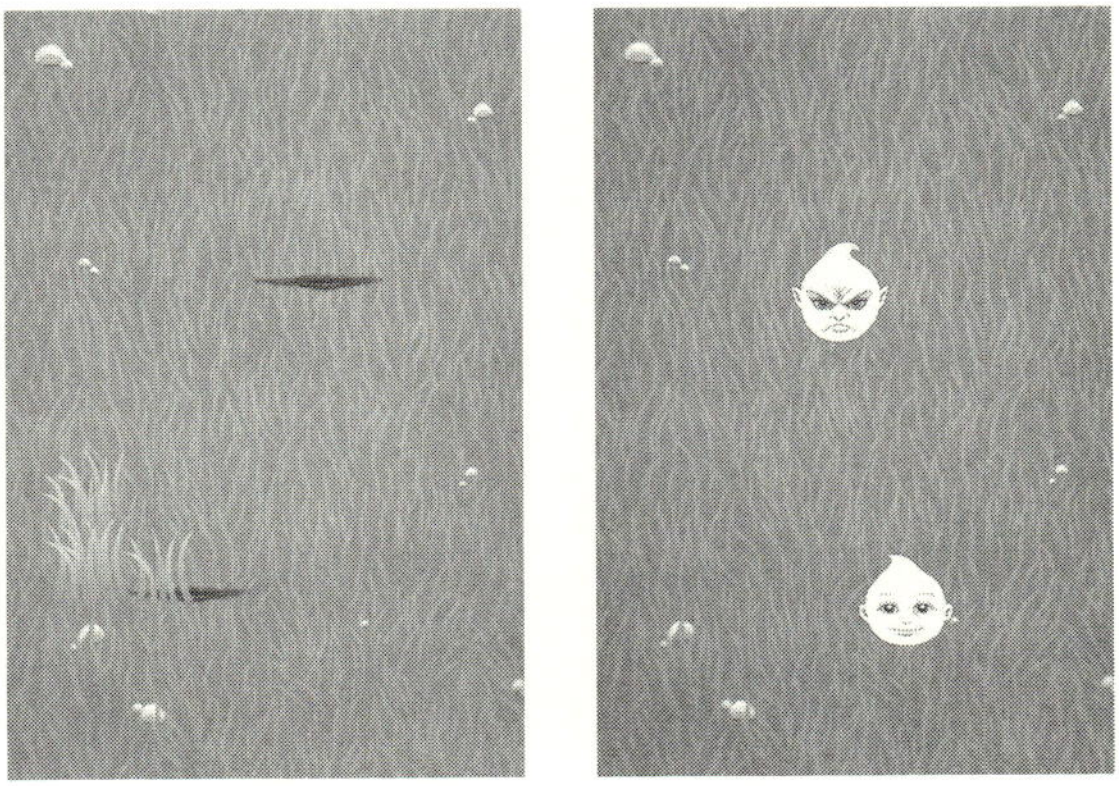

笑顔のキャラだけを指で追いかけていく
Apple App Storeで入手可能。無料

1ゲームはおよそ1分。この作業を何度も続けると、やがてネガティブな刺激（怒った顔）は無視できるようになり、自然とポジティブな刺激（笑顔）に意識が向かう結果、不安が減る仕組みです。

アプリの効果について、研究チームはこう言っています。

「このアプリをほんの25分間の**『短いあいだ服用する』だけでも、研究室で測定された不安とストレスに対して、とても大きな効果が見られた**」

あまりにシンプルなゲームなので、最初は「本当に大丈夫だろうか？」といった気分になるかもしれませんが、無料なのでとりあえず試してみてもいいでしょう。

Fix 87

インターベンション・ブレスレット

第1章でもお伝えしたとおり、自分のストレスに気づいていない人は意外と多いものです。

なかでも、自分に対して厳しい性格だったり、「いつもポジティブでいなければならない」という思い込みがあったりした場合は、無意識のうちにストレスを抑え込んでしまうこともしばしば。気づいた時には手遅れになってしまうケースもよく見かけます。

そんなタイプの人に有効なのが、「インターベンション・ブレスレット」です。アメリカのテキサス大学によるテクニックで、不安傾向が高い学生に介入を行なったところ、有意にストレスの低下と自尊心の向上が確認されました(※107)。

具体的には、次のように行います。

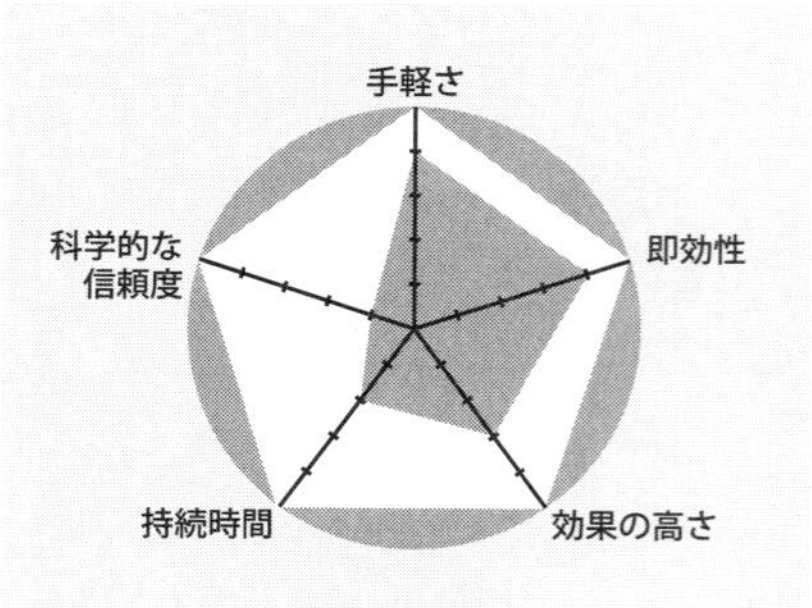

1 簡単に腕から取り外せるブレスレットを買う

2 何かイライラすることが起きたり、自分に批判的な思考が浮かんだら、右手にはめていたブレスレットを外す

3 外したブレスレットを左手につけかえる

以上のステップを、嫌なことが起きるたびにくり返してください。たとえば、急に残業を命じられてイラッとした時は、すかさずブレスレットを右から左にチェンジ。そのあとで「こんなことを続けていて何になるのだろう……」と思ったら、今度は左から右にブレスレットをつけかえます。

男性の場合は、安いゴムバンドや指輪、腕時計でも構いません。とにかく、自分の不快感に対して何らかのアクションを起こすことで、**「いま自分がストレスを感じた！」という事実にちゃんと気づく**のがポイントです。

実験では、「インターベンション・ブレスレット」を3週間続けた被験者は、たんにストレスへの自覚が芽生えただけでなく、慢性的な不快感が減ったとのこと。自分に厳しい性格の人は、ぜひ試してみてください。

Fix 88 スリー・グッド・シングス

「スリー・グッド・シングス」は、日本でも「三行日記」などの名前で有名なテクニックです。具体的には、

- **寝る前に「その日にあった良いこと」を3つ記録する**

といった形で行います。カリフォルニア大学が行った実験によれば、この作業を10週間ほど続けたところ、参加者はストレスに25％も強くなりました（※108）。非常にシンプルで使い勝手の良いテクニックと言えます。

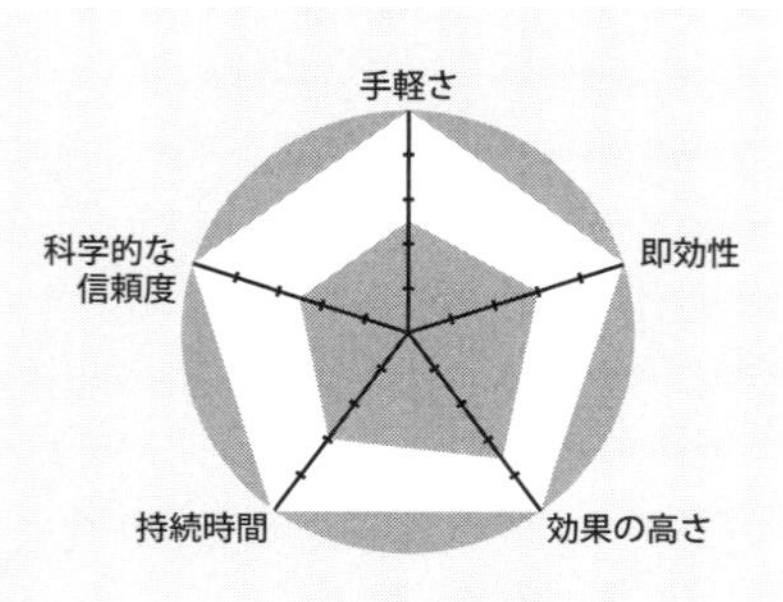

「良いこと」の内容は何でもよく、「猫がかわいかった」「ギャグがウケた」「キャベツが安かった」「コーヒーが美味かった」「ボールペンを最後まで使い切った」「今日も生きててよかった」など、**自分が少しでも良い気分になったことであれば、どんどん記録**していきましょう。もちろん、

筆記用具も好きなものを使ってください。

ただし、この作業を「どれぐらいのペースで行うべきか？」についてはまだ学問的に明確な決着はついておらず、「毎日やるべきだ」というデータがある一方で、「週に1回の方が効果的だ」との意見も出ています(※109)。現時点では正確な判断が難しいので、とりあえず自分にとって楽に続けられる方を選べばいいでしょう。

また、「スリー・グッド・シングス」の効果についても、まだまだ**科学的には異論が多く存在**しています。たとえば、オランダのトリンボス研究所が2013年に行ったメタ分析では、このようなテクニックが幸福度に与える効果は非常に小さく、いったん止めると3〜12カ月でほとんど効果が消えてしまうことがわかりました(※110)。

これらのマイナス評価をどう考えるかは難しいものの、現時点では「**良い効果は得られるが、ビジネス書や自己啓発の世界で言われるほどのメリットはない**」と判断するのが無難です。以上のデータをふまえたうえで、あまり過剰な期待を持たずに、「何か良い変化が起きればめっけもの」ぐらいの感覚で続けていくといいでしょう。

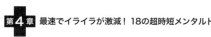

Fix 89

フォー・グッド・シングス

「フォー・グッド・シングス」は、前ページで紹介した「スリー・グッド・シングス」の改良バージョンです。オックスフォード大学のエレーヌ・フォックス博士が考案したもので、次のような手順で行います。

1. **その日にあったネガティブな出来事をひとつだけ日記に書く**
2. **その日にあったポジティブな出来事を４つ日記に書く**

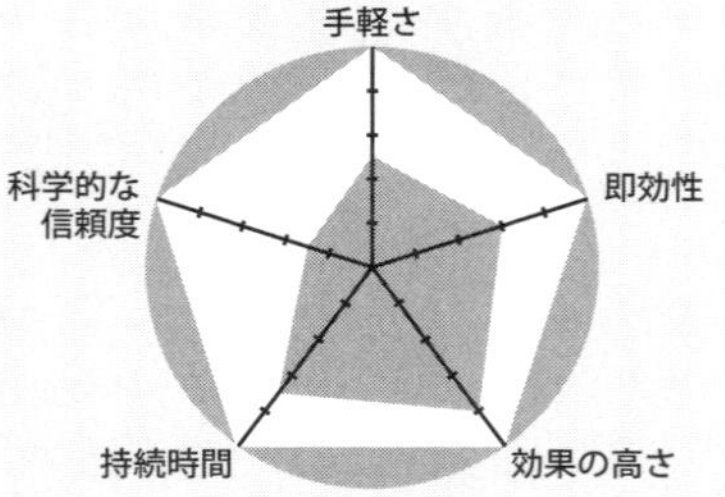

人間の脳はすぐに環境に慣れてしまうため、いざ自分の身に良いことが起きても、すぐに忘れてしまう傾向があります。この状態を防ぐために、なかば強引にその日の良いことを思い出して、**「日常の小さな幸福」に脳のチューニングを合わせていく**のが、「グッド・シング

ス」のポイントです。

が、そこで、わざわざ「ネガティブな出来事」をひとつだけ書くのは、**「ポジティブな出来事」との対比を際立たせる**ためです。スイカに塩をかけた方が甘みが増すように、あえてネガティブな体験を思い出して、小さな幸福がより輝くように仕向けるのです。

ただし、ここで難しいのが、私たちの脳は、ポジティブよりもネガティブな体験の方が印象に残りやすいところです。一般的に、ネガティブな感情は、ポジティブな感情の数倍ものインパクトを持つと考えられています。

そこで「フォー・グッド・シングス」では、**ひとつのネガティブに対して4つのポジティブで対抗**します。これにより、ネガティブの強烈なインパクトを打ち消したうえで、さらに対比効果のメリットだけを得られるわけです。

このテクニックは、まだ検証データが少ないのが難点ですが、フォックス博士の実験では「スリー・グッド・シングス」よりも高いストレス解消効果が確認されています(※11)。こちらのバージョンから試してみるのもいいでしょう。

Fix 90

SNSファスティング

現代ではSNSを使ったコミュニケーションが欠かせませんが、一方では大きなストレス源にもなっています。

「気がつくとツイッターのタイムラインを追ってしまう」

「いつの間にかフェイスブックで1時間が過ぎていた…」

そんな方におすすめなのが、定期的な「SNSファスティング」。簡単に言えば、事前に決めた時間だけ、SNSの使用を完全に止めてしまう手法です。

この方法の効果を調べたのが、2015年にハピネスインスティテュートが行った研究です(※112)。研究チームは1000人以上のネットユーザーをを集め、そのうち半分に「**1週間だけ絶対にフェイスブックを使わないでください**」と指示。被験者にどのような違いが出るかをチェックしました。

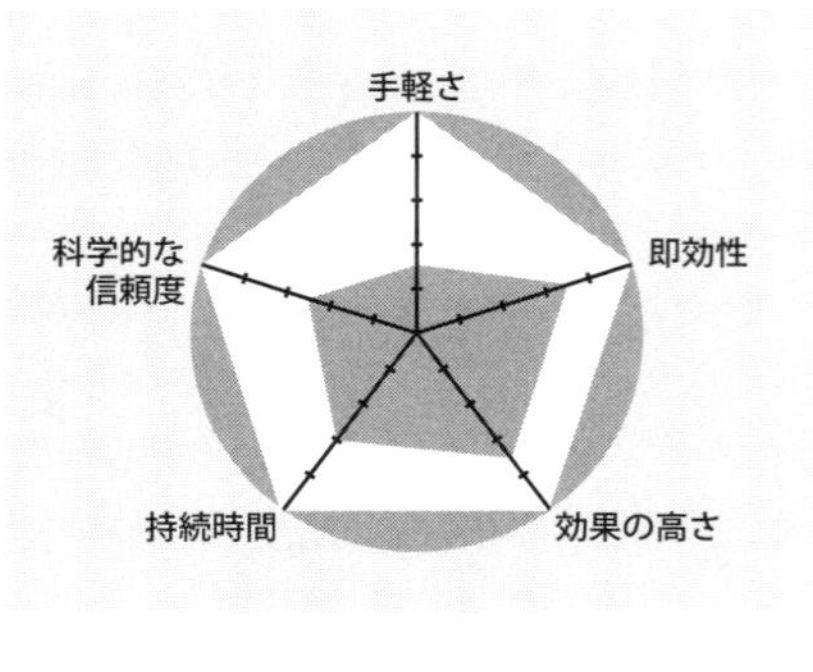

結果、「SNSファスティング」を行った被験者は、ストレスへの反応が大きく変わりました。フェイスブックを1週間止めただけで幸福度が18％ほどアップし、ストレスにも強くなったのです。

この結果について、研究チームは言います。

「SNSは、私たちの『現実的な暮らし』についての考え方をゆがめる。他人が本当はどんな暮らしを送っているかがわからなくなってしまうのだ。**人間には他人との比較によって自分の生活を決める傾向がある**。それなのに、SNSで他人のポジティブな投稿ばかり見せられては、現実的な考え方がゆがむのも当然だろう」

私たちの脳は、「本当に必要なもの」より「他人が持っているもの」に意識が向きやすい性質があり、この傾向をSNSが拡大するのです。

ところが、少しでもSNSを止めれば、私たちの意識は現実のリアルなコミュニケーションに向かい、やがて人生の満足度が上がっていきます。慣れないうちはSNSをやめるのは一苦労でしょうが、いったん「**毎月の第4週目はSNSファスティングをする！**」と決めて、カレンダーに書き込んでみましょう。苦労しただけの効果は必ず得られます。

Fix 91

メール・リストリクション

SNSと同じように、電子メールやLINEなどのメッセージを制限するのもストレス対策にはとても有効です。

2015年、アメリカのブリティッシュコロンビア大学が、学生を集めて次のように指示しました(※113)。

・**メールやメッセージのチェックは1日に3回までに減らすこと。すべての着信音や通知も切っておく**

と同時に、別の学生グループには、「好きなだけメールとメッセージをチェックしてください」と指示。その上で両グループにどのような違いが出たかを確認しました。

2週間後、「メール・リストリクション」を行った学生には、様々な変化が起きました。第一に、

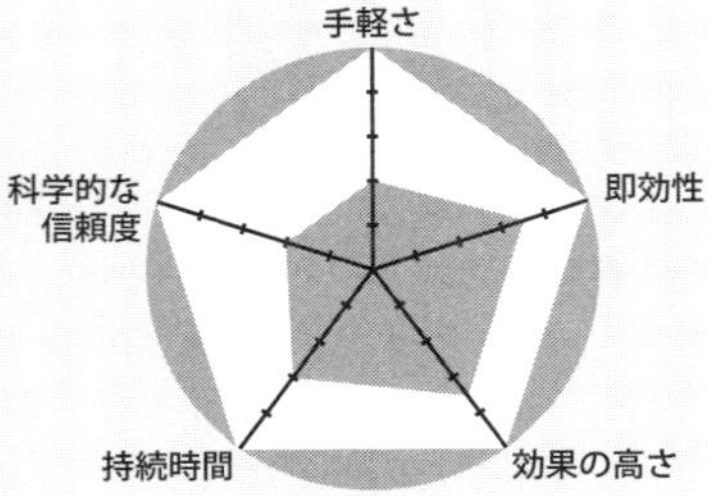

テスト勉強のように大事な作業をしている最中の緊張感がやわらぎ、日々のストレスが大きく低下。さらには、全体的な暮らしの幸福感もアップしていました。

一方で、自由にメールをチェックした学生は、ストレスが激増したのはもちろんのこと、作業の生産性まで下がってしまったとか。なかなか気づきにくいことですが、実は現代人は、メールやメッセージに対して、かなりのストレスを感じているようです。

その原因には諸説あるものの、現在では「**メールやメッセージがマルチタスク状態を引き起こすから**」と考えられています。

これまでの研究によれば、作業中にメールやメッセージなどの通知で集中力が途切れると、脳が元の状態にもどるまでは20分以上もかかってしまいます。そのたびに私たちのなかには、作業が途切れたイライラが積もっていくのです。

この問題を解決するには、あらかじめ「メールやLINEのチェックは1日3回まで」と決めておいて、親しい友人にもその旨を伝えておくといいでしょう。ここで、さらに細かく「1回目のLINEチェックは朝の9時から。2回目は午後3時から」などと細かく設定しておくと、より効果が高まります。

Fix 92

セカンドパーソン・セルフトーク

「セカンドパーソン・セルフトーク」は、ミシガン大学などの研究チームが2014年に効果を検証したテクニックです(※114)。

この実験では、被験者に人前でのスピーチを指示したうえで、5分の準備時間のあいだに、全体を以下の2グループに分けました。

- **グループ1**：1人称でひとりごとを言いながらスピーチの準備をする。「僕はなんでこんなに緊張してるんだ?」や「私はゆっくり話すぞ」など。
- **グループ2**：2人称でひとりごとを言いながらスピーチの準備をする。「君はなんでこんなに緊張してるんだ?」や「君はゆっくり話した方がいいよ」など。

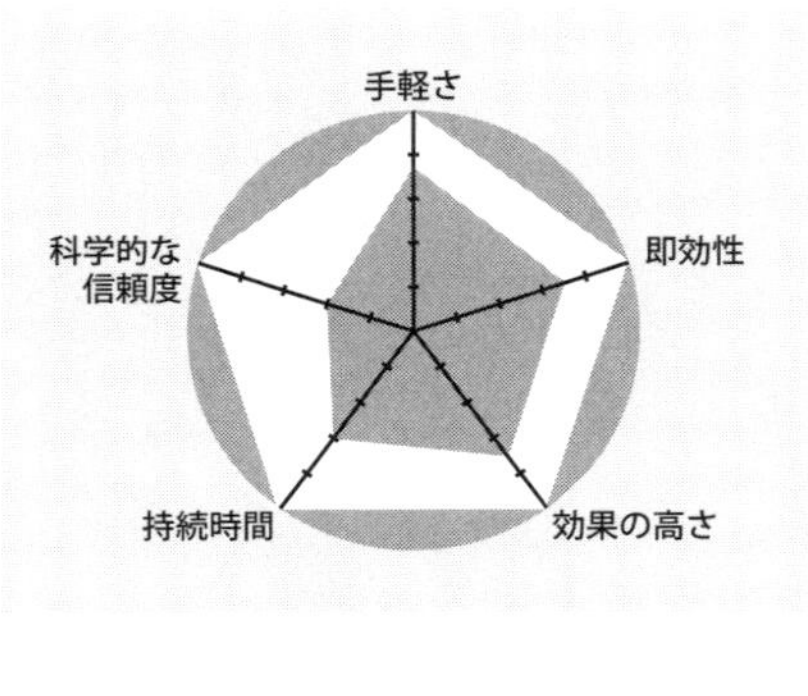

その結果は、グループ2の圧勝でした。**2人称を使ったほうがスピーチの出来がよく**、人前で話し終わった後も恥ずかしさに襲われたり、失敗したポイントを後悔してストレスを感じたりすることもなかったのです。

研究チームは言います。

「これらの実験データを総合すると、**私たちが使う言葉の使い方を少し変えるだけ**でも、自分の思考や感情、行動などを変えることができる。この現象はストレスが大きい状況でも起きるし、**メンタルが弱い人にも効果がある**」

もともと、過去の心理学研究でも、「ひとりごと」の効果は実証されてきました。たとえば、テレビのリモコンが見当たらない時などに、「えーと、昨日はここで番組を見たから、まずはソファのすき間をチェックして、次はテーブルの引き出しを調べて……」などと**自分に指示を出すことでメンタルが安定し、実際に探し物が見つかりやすくなる**のです。

ここで取り上げた実験では、この「ひとりごと」を2人称で行ったのがポイント。それにより私たちの中に客観的な視点が生まれ、1人称よりも状況を一歩引いた視点から見られるようになったわけです。

Fix 93

インサイド・ヘッド

「インサイド・ヘッド」は、2015年に公開されたアニメーション映画です。

ある平凡な少女の「脳内」を舞台に、そこに住む「喜び」「悲しみ」「怒り」「嫌悪」「恐れ」という5つの感情を擬人化したキャラが登場。彼らが少女の幸せを守るために奮闘する姿を描いた感動的な傑作です。

人間の脳内を描くにあたっては、有名な心理学者や神経学者の意見が取り入れられており、作中の描写は科学的にもかなり正確。私たちの記憶や感情がどのように動いているかを学ぶ格好の教材にもなります。

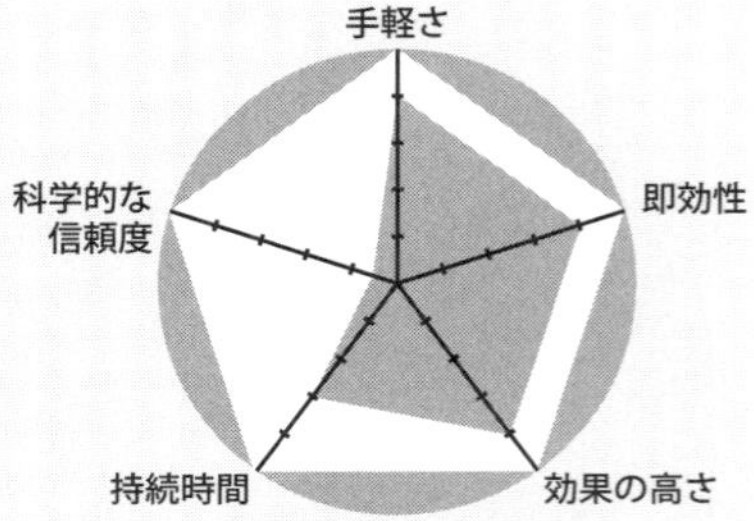

本作が素晴らしいのは、映画を楽しむだけで**「感情の擬人化」と呼ばれる心理テクニックを実践できる点**です。

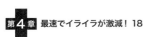

これは認知行動療法の世界でよく使われる手法で、自分の中の「怒り」や「イライラ」を人間に見立て、激しい感情がわいたら「**おっ、いま頭の中で『怒り』が暴れてるな**」や「また『悲しみ』が出てきたな」などと想像してみるというもの(※115)。まさに「インサイド・ヘッド」の世界そのものです。

もし、感情を人間としてイメージするのが難しいようなら、とりあえずは「怒ると胸がカッカッとするな……」や「悲しいと後頭部が重くなるな……」といったように、自分の反応を細かく言葉で説明してみても構いません。それだけでも、「感情の擬人化」に近い効果は得られます。

子供だましのテクニックのようですが、ストレス解消効果は研究でも認められており、感情を客観的に見つめるための技法として臨床現場でも採用されています。「インサイド・ヘッド」を観れば、あなたの脳内で自動的に「感情の擬人化」が行われ、ストレスを解消してくれるのです。

Fix 94

ネガティブ感情ラベリング

2012年に、アメリカのミシガン大学が実験で効果を明らかにしたテクニックです(※116)。

この実験で研究チームは、被験者に「一定の期間だけ自分の感情の動きを記録してください」と指示。そのうえで、ストレスに強い人はネガティブな感情をどのように処理しているのかを調べました。

そこでわかったポイントは2点です。

- **ストレスに弱い人ほど、自分のネガティブな感情を区別するのが苦手だった**
- **ストレスに強い人は、自分のネガティブな感情を区別するのが得意だった**

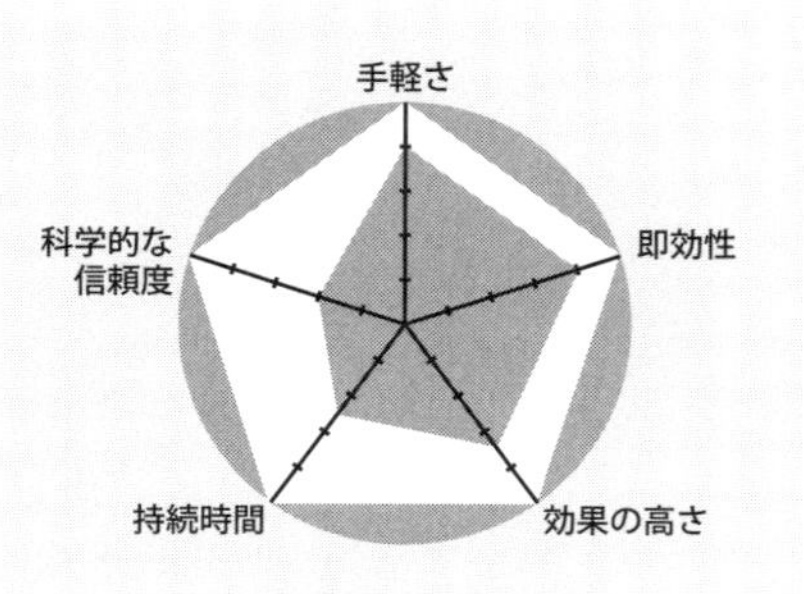

つまり、ストレスに弱い人は、「悲しみ」や「不安」といった感情を明確に区別せず、**「なんだかイヤな感じだなぁ……」といったように、大ざっぱにとらえがち**なのです。

確かに、いま自分が悲しいのか不安なのかすらもわからなければ、ネガティブな感情にうまく対処するのは難しいでしょう。ガソリンメーターが付いていない車に乗っていたら、いつガソリンスタンドに行けばいいのかすらわからないからです。

研究チームは言います。

「この結果は、ネガティブな感情を明確にすることの大事さを示している。自分の感情を、たんに『イヤだ』や『不快』の2つにわけるのは避けたほうがいい。常に明確に感情に名前をつけよう！　その気持ちは、怒り？　恥？　罪悪感？　それとも何か別の感情だろうか？　そう考えてみるだけでも、ネガティブな心の悪影響を受けずに、人生をより良くすることができる」

いつまでもボンヤリした感情を引きずったままでは、いつまでたってもストレスは消えてくれません。そこで、**「いま自分が何を感じているのか？」にハッキリした形を与えてあげる**のが、「ネガティブ感情のラベリング」のポイントです。

［　7つのネガティブ感情ワード　］

悲しみ
不安
怒り
イライラ
恥
嫌悪
罪悪感

なにか嫌な気分になったら、自分の気持ちを以上の7つの言葉で表現してみる

ただし、そうはいっても、いったんネガティブな気持ちにつかまると、「そんな余裕はない！」といった状態になってしまうものです。そんな時のために、**あらかじめ「感情のワードリスト」を用意しておく**といいでしょう。

研究によれば、**メンタルが強い人たちは、だいたい7つの言葉を使って自分の感情を整理する**傾向がありました。もし嫌な気分に襲われたら上のリストをチェックし、いまの自分の気持ちがどの言葉に近いかを考えてみると、驚くほどスッキリした気分になれるでしょう。

Point

ストレスに弱い人ほど自分の感情を言語化するのが苦手。嫌な気持ちにハッキリした名前をつけてみるといい

第5章

無敵のメンタルを手に入れる！
ストレス解消「ゲーム化」ガイド

Introduction

いざ実践！ ストレス対策をRPGに変えてイライラや不安と付き合おう！

ここまで、ストレスを癒すためのさまざまな方法を紹介してきました。これらの技法を実践すれば、あなたのイライラや不安は確実に減ります。

しかし、なかにはテクニックの数が多過ぎて、「どれを使っていいのか？」と困ってしまう方もいるかもしれません。そこで第5章では、**本書のテクニックを実生活に活かすためのロードマップ**をお伝えします。

本書でお伝えしてきたテクニックはどれも科学的な根拠にもとづきますが、当然ながら、その効果レベルや実験の質はそれぞれ大きく違います。まずは、**多くのデータで「メリットが大きい」と確認された手法から試してみて**、もし自分には向いていないとわかったら別のテクニックに移動してみるのが効率の良いやり方でしょう。

もちろん、あなたが「これは良さそう!」と思ったテクニックから手をつけても十分に効果は出ますし、本書を適当に開いて偶然に出てきたページを試すような使い方でもまったく問題はありません。すでに何らかのテクニックを実践して効果を実感できているなら、そのまま続けてください。

ただし、本章でお伝えするロードマップでは、多くの人に効果が出やすいストレス解消法を中心に選び、**実践するほどメンタルが強くなっていくように組み立てました**。このステップを踏んでいけば、あなたのストレス解消力は着実にレベルアップしていき、やがて**無敵のメンタル**が身につくはずです。

なにから手をつけようか迷っている人や、ストレス対策だけでなく長期的に自分の心を鍛えたい人などは、ぜひ本章のロードマップを活用してみてください。

その際のポイントは、あくまでゲーム感覚で行うこと。**「ストレスクエスト」というRPGでもプレイしているような気持ち**で、自分の心がレベルアップしていく感覚を楽しみながら取り組んでいきましょう。

レベル 1

旅の準備を整える

実践の目安 1〜3時間

本格的に「ストレスクエスト」に取り組む前に、まずは事前準備を整えましょう。メンタルを鍛えるための旅支度です。

このステップでは手始めに、あなたがいま持っている**「ストレス解消法の知識」を棚卸し**していただきます。

どれだけいろんな武器や防具を持っていようが、しっかりアイテムリストに登録しておかなければ、いざという時に使いこなせません。これはストレス対策でも同じで、手持ちのツールを正確に把握しておかないと、イライラと不安に襲われても適切な対処ができなくなってしまうのです。

このステップに必要な時間は1〜3時間です。旅支度を終えたら、さっそく次のレベルに挑戦してみてください。

Fix 95

コーピング・レパートリー

◉まずはお気に入りの手法をリストアップ

旅支度を整えるにあたって、まずやるべきが「コーピング・レパートリー」の作成です。認知行動療法などでよく使われる手法で、あなたにとって最適なストレス解消法を選ぶための手助けになります（※117）。

このテクニックの方法を簡単にまとめれば、**「お気に入りのストレス解消法を事前にリストアップしておく」**というもの。あなたが「これは試してみたい！」や「何だか効きそう！」と感じたものは、すべて「コーピング・レパートリー」に加えてください。好きなノートに書き出してもいいですし、スマホのメモを使っても構いません。

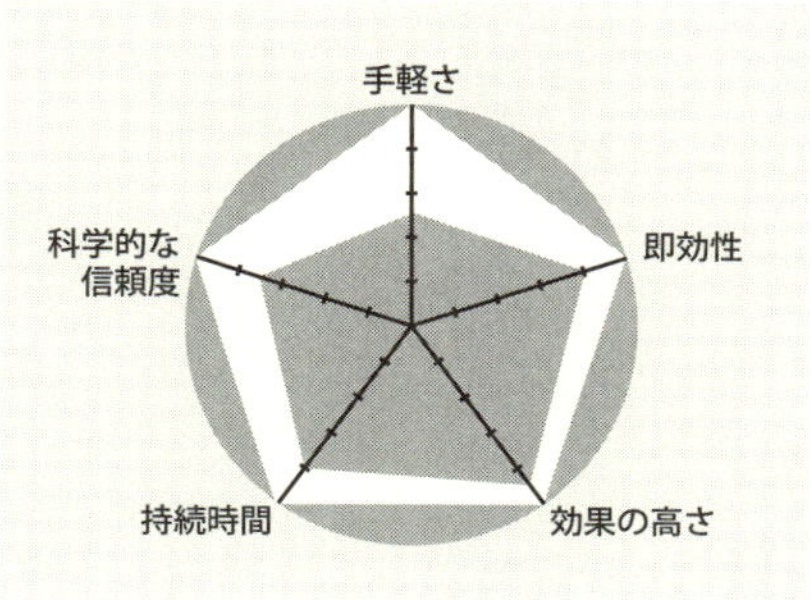

リストに組み込む内容は、ちょっとでも役立ちそうだと思ったらなんでもＯＫです。本書で紹介したテクニックから好きなものを選んでもいいですし、「旅行に行く」や「猫と遊ぶ」といった**オリジナルの方法を付け加えても問題ありません**。とにかく、**思いつくままに書き出していく**のがポイントです。

◉リストを作るだけでもメンタルは強くなる

この手法が素晴らしいのは、**ストレス解消法をリストアップしただけでも大きな癒し効果が得られる**ところでしょう。多くの実験により、「コーピング・レパートリー」を作った人は、その直後からイライラや不安に強くなる傾向が確認されています。

これは、リスト化によって「自分はこんなにたくさんの対策を持っているのだ」と安心できるからです。見知らぬ土地に行くのは誰でも不安なものですが、現地の地図があるだけでホッとするのに似ています。

「コーピング・レパートリー」の数に決まりはありませんが、**最低でも100以上を目安に書き出してください**。10個ぐらいでは安心感が得られませんし、自分に適したストレス解消法を選ぶためにも足りません。「お茶を飲む」「ガムを噛む」ぐらいでいいので、頑張って数を出すようにしましょう。

◉正しいコーピング・レパートリーの選び方とは？

というと、「『タバコを吸う』や『壁を殴る』や『誰かを怒鳴る』みたいな解消法を入れてもいいの？」といった質問を受けることがあります。ネガティブな方法を組み込んでもいいのか？という問題です。

もちろん、あなたにとってタバコや八つ当たりに効果があるなら、それもストレス解消法のひとつではあります。積極的におすすめはしないものの、何も思いつかないよりはマシかもしれません。

しかし、ここで意識して欲しいのは「**長期的なコスパはどうか？**」という視点です。

当然、タバコを吸えば長期的には体を壊しますし、壁を殴れば自分が傷つき、誰かを怒鳴れば人間関係にヒビが入ります。そんな大きなコストを負担してまで、わざわざ手を出す必要はないでしょう。

この視点からすれば、「ブランド品を買う」や「海外旅行に行く」といった手法も、あまり上等とは言えません(もちろんリストに入れるのは構いません)。確かに実行すれば良い気分にはなるでしょうが、その度に大金を払わねばならず、やはり長期的にはコスパが悪いからです。

つまり、「良いコーピング・レパートリー」の選び方は、**良い家具や家電の選び方とほぼ同じ**。できるだけ長く使えて低コストなものを探せばいいのです。まずは1〜3時間をかけて、じっくりとリストを作ってみましょう。

参考までに、筆者が実際に使っている「コーピング・レパートリー」を紹介しておきます。あなただけのリストを作る参考にしてみてください。

Point

まずは「コーピング・レパートリー」を作って、本格的なストレス対策の準備を整えよう!

〚 筆者によるコーピング・レパートリーの例 〛

緑茶を飲む
ダークチョコを食べる
マンゴーを食べる
バナナを食べる
カヴァを飲む
アシュワガンダを飲む
パッションフラワーを飲む
サフランを飲む
ガムを噛む
１人になる
皿洗いに集中する
猫と遊ぶ
ポストロックを聴く
マジックリアリズム小説を読む
クロスワードパズル
とりあえず笑う
時速５～６キロぐらいで歩く
筋トレ
昼寝をする
瞑想を5分だけする
腹式呼吸法を5分間
イコールブリージング
ハンドマッサージ
公園に行く
花の香りをかぐ
シトラス系の香りをかぐ
コーヒーの香りをかぐ
森林浴
自然の写真を見る
ストレス日記をつける
不安になる時間を決める
休暇の計画を立てる
脱フュージョン
ノートに落書きする
テトリスで遊ぶ
ネガティブな感情を書き出す
スリーグッドシングスをする
植物に触れる
メンタルクリアボタンを使う
過去の良い記憶を思い出す
自然音アプリを聴く
植木に水をやる
AWAREテクニックを使う
アクセプタンスの名言を読む
偉人の名言を読む
オリゴ糖を飲む
ストレスに点数をつける
メンタルサブトラクティング
好きな映画を見る
バルーンブリージング
ボディスキャン
ストレスに点数をつける
指の骨を鳴らす
ミントの香りをかぐ
ファイブセンス・カウントダウン
マインドバス・テクニック
すばやく100回スクワット
その場で猛ダッシュ
部屋を掃除する
適当に論文を読む
コンビニに行く
本屋に行く
スクイーズを握りしめる
ゴロゴロする
変顔をしてみる
コーピングレパートリーを書く
……etc

レベル 2

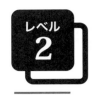

アイテムを使ってみる

実践の目安 2〜4週間

Fix 96 コーピング・レパートリーを使ってみよう！

旅支度が整ったら、いよいよ「ストレスクエスト」のスタートです。以下の手順で「コーピング・レパートリー」を使っていきましょう。

1　コーピング・レパートリーを持ち歩く

書き出した「コーピング・レパートリー」は、いつも肌身離さず持ち歩き、すぐにチェックできるようにしてください。

プリントアウトした紙をクリアファイルに入れて持ち歩いてもいいですし、お気に入りの手帳やノートに書き出しておくのもいいでしょう。筆者の場合は、スマホのメモに保存しています。

2 ストレスを感じたらリストをチェックする

日常的にストレスを感じたら、すぐに「コーピング・レパートリー」をチェック。リストをながめながら**「どのアイテムを使ってみようかな？」**と考えてみましょう。

上司に怒られた、店員から失礼な態度を取られた、よくわからないけど気持ちが沈んだ……。嫌なことがあったら「コーピング・レパートリー」を使うチャンスです。リストから直感的に良さそうに思えるものを選んで、実践してみましょう。

3 使ったツールの効果を確認する

ひとつのツールを使い終えたら、必ず「どれぐらい効果があったか？」を記録してください。効果の測定を行わないと、適切なアイテムの使い方がわからなくなってしまいます。

ここでおすすめなのが、**「コーピング日記」**です（次ページ参照）。実際に試してみたツールとストレスの内容をノートに記入し、それがどのぐらい効果があったかを10点満点で採点してください。

たとえば、「上司に怒られた」ストレスに対しては「ウォーキング」が8点ぐらいは効いたのに、「仕事の締め切りが迫ってきた」プレッシャーには4点しか効かなかったというケースも十

［　コーピング日記の記録例　］

時間	状況	コーピング	結果
10時	明日までの仕事があるのに気がついたら後輩が先に帰っていた	軽く深呼吸してから、自分のイライラを20分ぐらい紙に書き出した	冷静な気持ちになれて、感情的にならずに後輩に注意のメールを送ることができた！
18時	10年前の失敗を友人からイジられまくり、さすがにイライラが大変なことに	黙ってジッと怒りをこらえ、友人がこちらのイライラに気づいてくれるように仕向けてみた	イライラは収まらないし友人との話は止まるしであまりいいことはなかったなぁ…
22時	なんだかわからないがとにかく急に悲しくなって不安にもなった	とりあえず部屋を掃除してアロマテラピーをやってみた	掃除に集中してるうちに悲しみが消えてた

分に考えられます。どのストレス解消法が本当に効くのかは、実際に検証してみないと判断ができません。まずは2〜4週間ほど時間を取って、「コーピング・レパートリー」の効果をチェックし続けてみましょう。これが、あなたにとっての「冒険の書」になります。

●ストレス対策をゲームにする

もし試したツールに効果が出なくても、がっかりしないでください。いきなり完璧な対策が見つかるケースのほうがレアです。

このレベルで大事なのは、**ストレス対策を楽しむ態度を身につける**こと。ストレスを感じて怒ったり落ち込んだりするのではなく、逆に「**アイテ**

ムを使うチャンスだ！」といった気持ちが生まれるように自分を仕向けていくのです。

いったんこの姿勢が身につくと、**ストレスは単なる嫌なものではなく、貴重な経験値を稼がせてくれるモンスターのような存在に変わります**。なかには手強い敵もいるものの、メンタルのレベルが上がれば必ず対処できますし、モンスターに立ち向かうだけでも経験値を手に入れることができるはず。

そのためにも、ぜひ「コーピング・レパートリー」を持ち歩き、同時に「コーピング日記」の記入もスタートしてみましょう。

Point

レベル2では「コーピング・レパートリー」を実践！
同時に「コーピング日記」もつけ始めてみよう

レベル
3

三種の神器を使いこなす

実践の目安
4～8週間

◉さらなるメンタル改善のために「呼吸」「運動」「自然」を取り入れる

レベル2のテクニックを続ければ、あなたのなかには「ストレス対策」を楽しむ気持ちが芽生えているはず。それだけでもメンタルはかなり強くなっていますが、やはり手強いモンスターを前にすれば、思わず逃げたくなってしまうものです。

そこで、さらに無敵のメンタルに近づくために、ここからは第3章で取り上げた「三種の神器」を導入しましょう。すなわち、**「呼吸」「運動」「自然」の3つ**です。

この3つを使いこなせれば、かなりの強敵にも立ち向かえます。

もっとも、3つのテクニックをどう使うかは、あなたの体力や住む場所によって大きく変わるため、ここではそれぞれの「**最低実践ライン**」をご紹介します。「三種の神器」を正しく使うには、少なくとも以下の量は毎日こなしてください。

1　呼吸の最低ライン

まずは「バルーン・ブリージング」（174ページ）を1日に5分ずつ4週間続ける。腹式呼吸の感覚に慣れたら、「ブリーズ・カウンティング」（176ページ）を1日に10分ずつ行う。それ以上は、好きなものを好きに行えばOK。

2　運動の最低ライン

ちょっと早足を心がけた「ウォーキング」（200ページ）を1日に10分ずつ8週間続ける。時間に余裕があるなら、近所の公園や森林などでの散歩を行う。

3　自然の最低ライン

最低でも近所の公園に1日に10分は行く作業を8週間

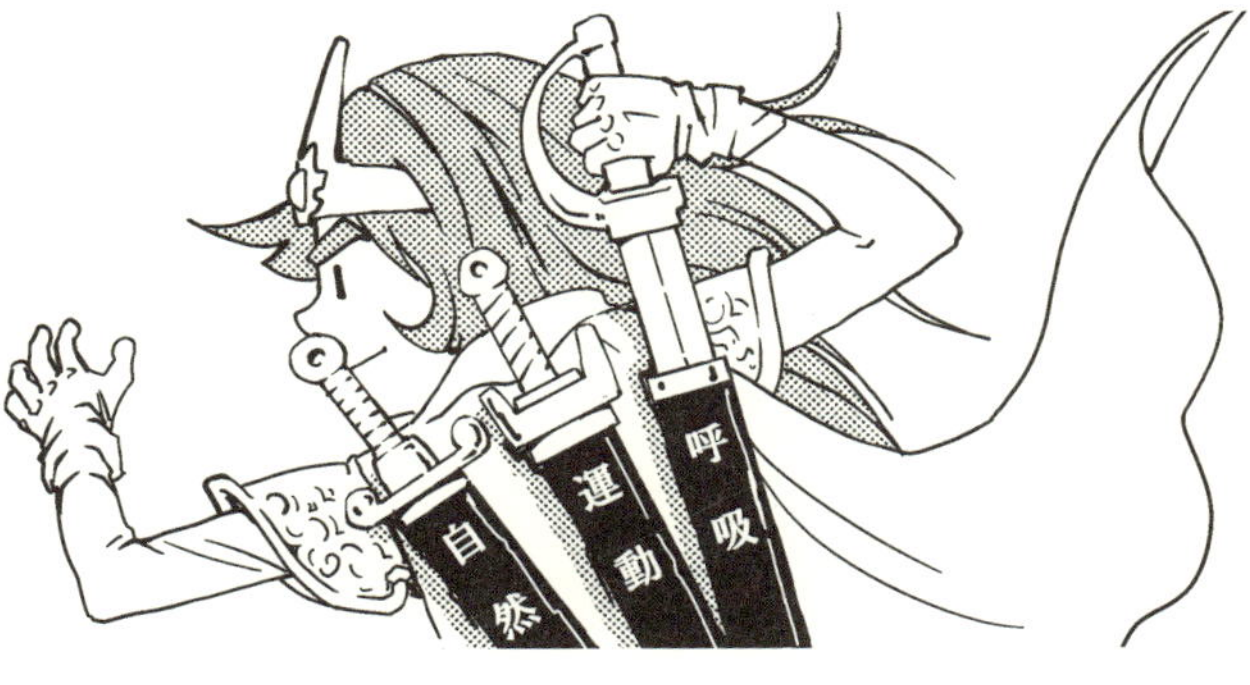

続ける。どうしても時間がない場合は、せめて観葉植物か大自然の映像を見てしのぐ。

この基準をこなせば、とりあえず「三種の神器」のメリットは得られます。

ただし、いずれもあくまで最低のラインなので、余裕があればぜひもっと時間を割いてください。「呼吸」と「自然」の2つについては、**量をこなせばこなすほどメンタルが強くなっていきます**。

一方で運動の場合は、やりすぎると逆にストレスが増えてしまうので注意。ストレス対策に使うには、ウォーキングで心地よく疲れるぐらいが最適です。

また、言わずもがなですが、「三種の神器」を使いながらも、**同時に「コーピング・レパートリー」と「コーピング日記」の2つを並行して続けていく**のをお忘れなく。

Point

「呼吸の訓練」と「自然との触れ合い」は量を増やすほど良い。「運動」は自分の体力を越えて行わないように注意

レベル 4

中ボスに立ち向かう

実践の目安 12〜16週間

◉食事を変えてさらに強いメンタルを目指そう！

ここからは、いよいよ本格的にメンタルの強化に取り組んでいきます。第1章でお伝えした、**「ストレスをもたらす3つの根本原因」に対処していく**フェーズです。

根本原因だけあっていずれも手強い敵ですが、もっとも手なずけやすいのは「栄養のアンバランス」でしょう。いわば「ストレスクエスト」における中ボスのような存在です。

というのも、「思考」や「受容」のアンバランスに立ち向かうには自分の内面を掘り下げる必要があるため、どうしても見えない敵との戦いになってしまいます。姿がハッキリ見えない相手との戦いほど消耗するものもありません。

一方で食生活の改善ならば、あなたが口にするものを意識すればいいため、目に見える形でゲームに挑めます。ストレスの根本原因を解決するには、まず食事から手をつけるのが効率的です。

Fix 97 「SMILES」食事法の採点法

レベル4で実践すべきは、86ページで紹介した「SMILES」の食事法です。「食べていいもの」のガイドラインに従った食事を、少なくとも12週間は続けてみましょう。

もっとも、これまで不摂生な暮らしが長かった場合は、いきなりクリーンな食生活に切り替えるのは難しいはず。新しい習慣を身につけたい時は、何事も**少しずつライフスタイルを変えていくのが鉄則**になります。

そこで、ここでも役に立つのが「**数値化**」のテクニックです。日々の暮らしでどれだけ「SMILES」に取り組めたかを、次の要領で自己採点していきましょう。

◉ 以下の食品の量が多いほど高得点(各項目ごとに5点満点で採点)

野菜／フルーツ／脂肪分の少ない肉／魚介類／ナッツ／その他、食物繊維の多い食品

◉以下の食品の摂取量が少ないほど高得点（各項目ごとに5点満点で採点）

加工肉／塩分／菓子類／ジャンクフード／砂糖入りの清涼飲料水／酒

◉以下の食品の摂取量が適量に近いほど高得点（各項目ごとに5点満点で採点）

乳製品（牛乳やヨーグルトは1日480mlぐらい、チーズだったら1日80〜120gぐらい）／オリーブオイル（小さじ3杯）／卵（週に6個）

採点の基準は、あなたの感覚で構いません。3点を「いつもの食事」だとして、「今日は普段より野菜やフルーツを食べた！」と思えれば5点ですし、「お菓子を大量に食べてしまった…」と感じれば1点です。カレンダーや手帳などに毎日の点数をつけていき、一覧として眺められるようにしておくといいでしょう。

この数値化を続ければ、いつしかあなたの意識は自然と「クリーンな食生活」に向かい始めます。いつものコンビニで美味しそうなポテチを見つけたとしても、反射的に「昨日は1点だったから今日は止めておこう……」といった考えが浮かぶようになるのです。

もちろん、それでもお菓子を買ってしまうケースはありますが、一瞬でも「止めようかな……」と考えられれば大成功。その気持ちは無意識に蓄積されていき、少しずつあなたの行動を変えていきます。

「SMILES」の効果が出るまでの期間は個人差が大きく、不摂生な暮らしが長かった人ほど時間がかかります。それでも、誰でも3カ月ほど続ければ、必ず実感できるレベルの変化を感じるはず。**栄養不足でムダにメンタルを病まないように**、クリーンな食事を取り入れてみましょう。

Point

ストレスの根本原因の中では、「食事の改善」が取り組みやすい。自分の食事を採点して、少しずつクリーンな食事を目指そう！

レベル 5

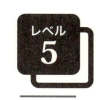

ダンジョンに潜り込む

実践の目安 24〜36週間

◉自分の内面を探索してみよう！

ついにゲームも終盤戦。このレベルでは、**あなたの「内面」というダンジョン**に潜り込み、最後の戦いに向かっていただきます。

もちろん、立ち向かうべきモンスターは「思考のアンバランス」と「受容のアンバランス」の2つ。かなりの強敵なので、できれば第2章でお伝えしたテクニックをすべて試してみて欲しいところです。

しかし、第2章は特にボリュームが多いため、最初のうちはある程度テクニックを絞り込んだ方が続けやすいかもしれません。そこで、ここでも**「最低でもこれだけは実践して欲しい！」**というラインをご紹介しておきます。

1　「思考のアンバランス」に立ち向かうための最低ライン

少なくとも1日に1枚は「ケース・フォーミュレーション」(58ページ)を作成します。慣れないうちは「シンプル・ソート・レコード」(55ページ)でも構いませんが、できるだけ早く上位のテクニックに切り替えましょう。

また、「ケース・フォーミュレーション」は、66ページの「エクスプレッシング・ライティング」と組み合わせるのも効果的です。寝る前の20分を使って、日中に感じたストレスや自分の反応などを好きなように組み合わせていくといいでしょう。

2　「受容のアンバランス」に立ち向かうための最低ライン

1日に1回は「受容の精神」について述べた言葉や書物に触れてください(132ページ)。と同時に、148ページの「ブリージング・メディテーション」を1日に最低でも15分は試してみてください。

もし瞑想が苦手なようであれば、日常的に「AWAREテクニック」(154ページ)を使うように意識しても構いません。不安やイライラが起きたら、その度にAWAREのステップを思い出し、淡々とネガティブな感情を受け入れる作業をくり返しましょう。

このレベルで目指すべきポイントは2つです。

1 ネガティブな思考と感情を、論理的にとらえ直す癖をつける
2 ネガティブな思考と感情を、他人事のように見つめる視点を育てる

どんなにイライラや不安がひどくても、論理性と他者視点さえあればメンタルは悪化しません。どちらも簡単には手に入らない能力ですが、無敵のメンタルを手に入れるためには絶対に必要です。**ラスボスとの戦いに向けて経験値を稼ぐような感覚**で、長期戦の構えで挑んでください。

Point

論理性と他者視点は、ネガティブな思考と感情に勝利する鍵。コツコツと経験値を稼いで育てていこう！

レベル
6

最強の武器を手に入れる

実践の目安

判定不能

Fix 98 ストレス対策における究極兵器とは?

レベル5のガイドラインに従って経験値を積んでいると、やがてあなたのなかに**重大な変化**が起きます。「ケース・フォーミュレーション」や「AWAREテクニック」などを意識しなくても、**瞬時にストレスを無力化できる**ようになるのです。

たとえば、「上司に怒られた」という場面があったとしましょう。すると、トレーニングを積んだ人の頭の中では、次のような思考の連鎖が起きます。

1 上司に怒られた!

2 「落ち込み」と「悲しみ」がわいて、胸のあたりがムズムズしてきた

3 また「いつも失敗ばかり」って思考が出てきたな
4 「失敗ばかり」という思考は正確ではないな
5 この失敗を次に活かすしかないな

要するに、ストレスの特定から思考の調整までが頭の中だけでスムーズに行われ、**ネガティブな感情にとらわれずに、瞬時に最適な行動を選び取れる**わけです。

◉その名は「思考の自動分解」

この状態を、「**思考の自動分解**」と呼びます。

どんなストレスが襲ってきても端から頭の中で分解され、紙に書き出さずとも、ネガティブな感情をすぐに無力化できる能力のことです。まさにストレス対策におけるリーサ

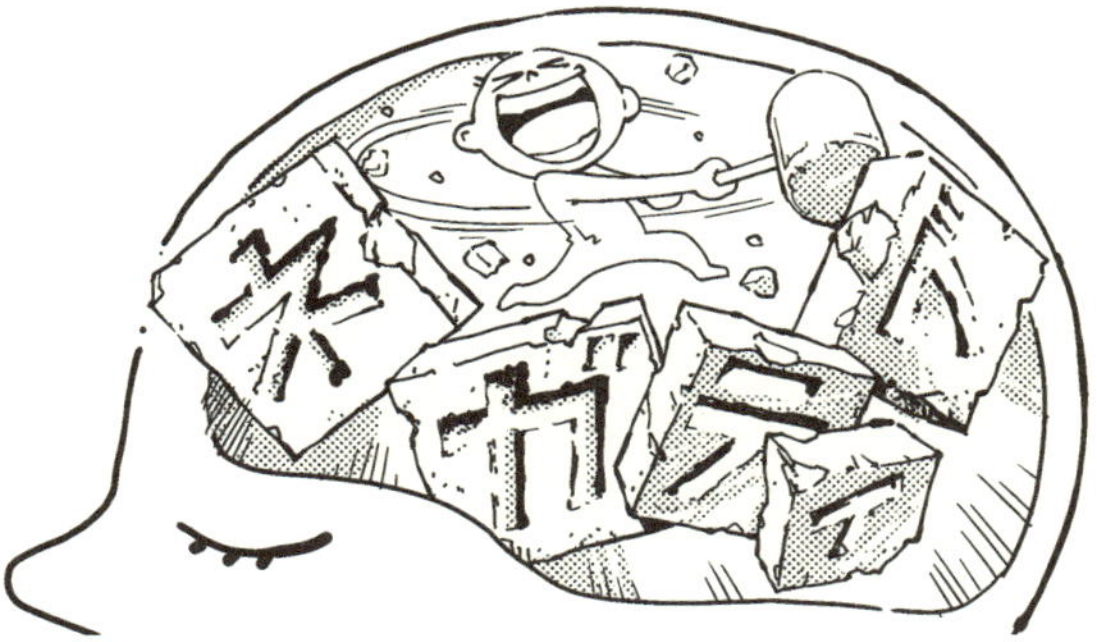

ル・ウェポンと言っていいでしょう。

ただし、**この能力がいつ覚醒するかは誰にも予想できません**。

言うまでもなく、思考と受容のバランスが悪い人ほど、自分のネガティブな体験を客観的に見つめる視点は育ちにくくなります。人によっては8週間ほどで身につくケースもありますし、初期の状態がよくなければ半年以上は必要かもしれません。

とはいえ、いくら時間がかかろうが取り組んでみる価値はあります。コツコツと第2章のトレーニングを重ねていけば、よしんば「思考の自動分解」が身につかなかったとしても、**たいていのストレスには余裕で打ち勝てるだけのメンタルは育つ**でしょう。

Point

コツコツと思考と受容のトレーニングを続ければ、やがてストレスを瞬時に無力化できるようになる

レベル ∞

真のラスボスの正体に気づく

実践の目安 一生涯

Fix 99

ムダな抵抗がストレスを倍増させる仕組みを知ろう！

ここまでくれば準備は万端。あとはストレスをもたらすラスボスを倒すだけです！

……と言いたいところですが、「思考と受容のアンバランス」に取り組むうちに、あなたは「ある事実」を心の底から実感し始めるはずです。すなわち、「**すべてのストレスの原因って結局は自分じゃないの？**」と。

ネガティブな思考にせよ感情にせよ、どちらの問題も、実はあなたの「脳の癖」が生み出した一時的なリアクションに過ぎません。

ところが、ここでムダな抵抗をするとストレスが逆に倍増してしまうことは、すでに第2章でも見たとおりです。「同僚に無視された！」というストレスに対して「あいつは最低だ！」

といつまでも考えてしまったり、逆にイラッとした感情を強引に抑えつけてしまったりして、必要以上にストレスが増幅されていくような状態です。

Fix 100 最終ゴールは「第二の矢」を避けること

この仕組みを、2500年も前にすでに見抜いていた人物がいます。仏教の開祖であるブッダです。

「正しい考え方を知らない者は、苦しみを感じると、嘆き悲しんで、いよいよパニックを起こしてしまう。これは、第一の矢を受けてから、さらに第二の矢を受けてしまったようなものだ」

(「雑阿含経」より)

生きている限り、どうしても**第一の矢だけは避けられません**。仕事では必ず嫌な人に出会いますし、どんなに親しい友人でも時には心ない言葉を吐くものです。この現実だけは、「受容の精神」で受け止める必要があります。

しかし、そこで**第二の矢を受けるかどうかはあなた次第**。もし第一の矢に襲われても、自らダメージを悪化させない限り、ほどなく痛みは消えていきます。

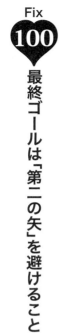

つまり、**ダンジョンの最奥にいたラスボスの正体は自分**です。古代ギリシャの哲人セネカも言ったとおり、「人間にとって真の最大の敵は、自分の胸の中に居る」のです。

「自分の敵は自分」とはよく聞くフレーズですが、頭だけの理解では第二の矢は防げません。大事なのは、ネガティブな思考と感情の流れを客観的に見つめ続け、**「ラスボスは自分だったのだ！」と腑に落とす**ことです。

いったんラスボスの正体がわかれば、あとは第二の矢を防ぐことに全力を傾けるのみ。やがて第一の矢だけで攻撃を止められるようになった時、**あなたはついに無敵のメンタルを手に入れたことになります**。

Point

真のラスボスの正体は自分。己が放つ第二の矢を避けるべし！

おわりに

メンタルのトレーニングは、根気のいる作業です。

第一に、47ページでお伝えした「思考のアンバランス」をコツコツと修正していかねばなりませんし、その効果が出るまでにも、健康的な食生活に切り替え、地道に受容の精神を鍛え、さらには運動の習慣を取り入れていく必要まであります。

しかし、**それだけの価値はあります**。

最後にもうひとつ、「雑阿含経」からブッダの言葉を紹介しましょう。

「正しい考え方を学んだ人は、不快なことがあっても、いたずらに嘆き悲しんで、混迷にいたることがない。それを、私は『**第二の矢を受けず**』というのである」

本書では、ムダにストレスをこじらせないためのテクニックを、片っ端からご紹介しました。どれかひとつを暮らしに取り入れるだけでも、あなたは確実に「第二の矢」「第三の矢」から身をかわせるようになるはず。ご多幸をお祈りしています。

disorder.
95.Uehleke B, et al. (2012)Phase II trial on the effects of Silexan in patients with neurasthenia, post-traumatic stress disorder or somatization disorder.
96.Magdalena M.H.E. van den Berg, et al. (2015)Autonomic Nervous System Responses to Viewing Green and Built Settings: Differentiating Between Sympathetic and Parasympathetic Activity
97.Megan E. Speer, et al. (2017)Reminiscing about positive memories buffers acute stress responses
98.Pablo Briñol, et al. (2012)Treating Thoughts as Material Objects Can Increase or Decrease Their Impact on Evaluation
99.Susan B. Roberts(2010)The "I" Diet: Use Your Instincts to Lose Weight--and Keep It Off--Without ...
100.Kim T. Jenkins, et al. (2013)Resisting chocolate temptation using a brief mindfulness strategy
101.Don Joseph Goewey(2014)The End of Stress: Four Steps to Rewire Your Brain
102.DominikMischkowski(2012)Flies on the wall are less aggressive: Self-distancing “in the heat of the moment” reduces aggressive thoughts, angry feelings and aggressive behavior
103.Minkyung Koo(2009)It’s a Wonderful Life: Mentally Subtracting Positive Events Improves People’s Affective States, Contrary to Their Affective Forecasts
104.Tracy A. Dennis(2014)Mental Health on the Go
Effects of a Gamified Attention-Bias Modification Mobile Application in Trait-Anxious Adults
105.Russ Harris(2014)Getting Unstuck in ACT: A Clinician's Guide to Overcoming Common Obstacles in Acceptance and Commitment Therapy
106.Tracy A. Dennis, et al. (2014)Mental Health on the Go Effects of a Gamified Attention-Bias Modification Mobile Application in Trait-Anxious Adults
107.Smeets, Elke, et al. (2014)Meeting Suffering With Kindness: Effects of a Brief Self -Compassion Intervention for Female College Students
108.Robert A. Emmons, et al. (2003)Counting Blessings Versus Burdens: An Experimental Investigation of Gratitude and Subjective Well-Being in Daily Life
109.Sonja Lyubomirsky, et al. (2005)Pursuing Happiness: The Architecture of Sustainable Change
110.Linda Bolier, et al. (2013)Positive psychology interventions: a meta-analysis of randomized controlled studies
111. エレーヌ・フォックス「脳科学は人格を変えられるか？」
112.Tromholt Morten(2015)The Facebook Experiment: Quitting Facebook Leads to Higher Levels of Well-Being
113.KostadinKushlev, et al. (2015)Checking email less frequently reduces stress
114.Kross E, et al. (2014)Self-talk as a regulatory mechanism: how you do it matters.
115.Dacher Keltner, et al. (2013)Understanding Emotions
116.Demiralp E, et al. (2012)Feeling blue or turquoise? Emotional differentiation in major depressive disorder.
117.AdamDuhachek, et al. (2009)Coping repertoire: Integrating a new conceptualization of coping with transactional theory

PROPRIOCEPTIVELY DEMANDING TRAINING: A PILOT STUDY .
73.Alloway RG, et al. (2016)An Exploratory Study Investigating the Effects of Barefoot Running on Working Memory.
74.Jo Barton, et al. (2010)What is the Best Dose of Nature and Green Exercise for Improving Mental Health? A Multi-Study Analysis
75.Eva Sahlin(2015)Using Nature-Based Rehabilitation to Restart a Stalled Process of Rehabilitation in Individuals with Stress-Related Mental Illness
76.Frances E. Kuo, et al. (2004) A Potential Natural Treatment for Attention-Deficit/ Hyperactivity Disorder: Evidence From a National Study
77.Marselle Melissa R, et al. (2014)Examining Group Walks in Nature and Multiple Aspects of Well-Being: A Large-Scale Study
78.http://castingforrecovery.org/
79.Patricia Pendry, et al. (2014)Randomized Trial Examines Effects of Equine Facilitated Learning on Adolescents' Basal Cortisol Levels
80.Gregory N. Bratmana, et al. (2015)Nature experience reduces rumination and subgenual prefrontal cortex activation
81.Dayna M. Yorks, et al. (2017)Effects of Group Fitness Classes on Stress and Quality of Life of Medical Students
82.Miles Richardson, et al. (2016)Joy and Calm: How an Evolutionary Functional Model of Affect Regulation Informs Positive Emotions in Nature

83.Daniel Sowah, et al. (2017)Vitamin D levels and deficiency with different occupations: a systematic review
84.Lindqvist PG, et al. (2016)Avoidance of sun exposure as a risk factor for major causes of death: a competing risk analysis of the Melanoma in Southern Sweden cohort.
85.Michael F. Holick(2010)The Vitamin D Solution: A 3-Step Strategy to Cure Our Most Common Health Problem
86.Ideno Y, et al. (2017)Blood pressure-lowering effect of Shinrin-yoku (Forest bathing): a systematic review and meta-analysis.
87.Tina Bringslimark(2007)Psychological Benefits of Indoor Plants in Workplaces: Putting Experimental Results into Context
88.Gould van Praag CD, et al. (2017)Mind-wandering and alterations to default mode network connectivity when listening to naturalistic versus artificial sounds.
89.Hwang E, et al. (2015)The effects of aromatherapy on sleep improvement: a systematic literature review and meta-analysis.
90.Lee YL, et al. (2011)A systematic review on the anxiolytic effects of aromatherapy in people with anxiety symptoms
91.Hur MH, et al. (2014)Aromatherapy for stress reduction in healthy adults: a systematic review and meta-analysis of randomized clinical trials.
92.Goel N, et al. (2005)An olfactory stimulus modifies nighttime sleep in young men and women.
93.Lewith GT, et al. (2005)A single-blinded, randomized pilot study evaluating the aroma of Lavandula augustifolia as a treatment for mild insomnia.
94.Woelk H, et al. (2010)A multi-center, double-blind, randomised study of the Lavender oil preparation Silexan in comparison to Lorazepam for generalized anxiety

48.Soo Kim, et al. (2013)Walking Away From Compensatory Consumption: Self-Acceptance Changes Threat Appraisal
49.Russ Harris(2014)The Confidence Gap: A Guide to Overcoming Fear and Self-Doubt
50.Anne Casper(2016)Mindset matters: the role of employees' stress mindset for day-specific reactions to workload anticipation
51.Madhav Goya(2014)Meditation Programs for Psychological Stress and Well-being A Systematic Review and Meta-analysis
52. ジュディス・ベック「認知行動療法実践ガイド:基礎から応用まで　第２版　-ジュディス・ベックの認知行動療法テキスト -」
53.Smeets, Elke, et al. (2014)Meeting Suffering With Kindness: Effects of a Brief Self-Compassion Intervention for Female College Students
54.Pablo Briñol(2012)Treating Thoughts as Material Objects Can Increase or Decrease Their Impact on Evaluation
55.Dole, Arthur A, et al. (1983)Meta-Analysis of Outcome Research in Reducing Test Anxiety: Interventions, Rigor, and Inertia.
56.Xiao Ma(2017)The Effect of Diaphragmatic Breathing on Attention, Negative Affect and Stress in Healthy Adults
57.Stanford Medicine(2015)Balloon Breathing
58.Daniel B. Levinson(2014)A mind you can count on: validating breath counting as a behavioral measure of mindfulness
59. Joe Griffin(2012)A 5-year evaluation of the human givens therapy using a Practice Research Network
60.Brown RP(2009)Yoga breathing, meditation, and longevity.
61.The Loadout Room(2012)Tactical Breathing
62.Pal GK(2014)Slow yogic breathing through right and left nostril influences sympathovagal balance, heart rate variability, and cardiovascular risks in young adults.
63.MaheshkumarKuppusamy(2017)Effects of Bhramari Pranayama on health – A systematic review
64.https://spire.io/pages/science
65.https://mindz.com/
66.William J. Elliott, et al. (2006)Device-Guided Breathing to Lower Blood Pressure: Case Report and Clinical Overview
67.Steven J Petruzzello, et al. (1991)A Meta-Analysis on the Anxiety-Reducing Effects of Acute and Chronic Exercise
68. タル・ベン・シャハー「ハーバードの人生を変える授業」
69.Samuel B. Harvey, et al. (2016)Exercise and the Prevention of Depression: Results of the HUNT Cohort Study
70.von Haaren B(2016)Does a 20-week aerobic exercise training programme increase our capabilities to buffer real-life stressors? A randomized, controlled trial using ambulatory assessment.
71.Luttenberger K, et al. (2015)Indoor rock climbing (bouldering) as a new treatment for depression: study design of a waitlist-controlled randomized group pilot study and the first results.
72.Alloway RG, et al. (2015)THE WORKING MEMORY BENEFITS OF

time in healthy volunteers.
26.Genta S, et al. (2009)Yacon syrup: beneficial effects on obesity and insulin resistance in humans.
27.Shulman RJ(2017)Psyllium Fiber Reduces Abdominal Pain in Children With Irritable Bowel Syndrome in a Randomized, Double-Blind Trial.
28.North CJ, et al. (2009)The effects of dietary fibre on C-reactive protein, an inflammation marker predicting cardiovascular disease.
29.Eva M Selhub, et al. (2014)Fermented foods, microbiota, and mental health: ancient practice meets nutritional psychiatry
30.Michaël Messaoudi(2011)Beneficial psychological effects of a probiotic formulation (Lactobacillus helveticus R0052 and Bifidobacterium longum R0175) in healthy human volunteers
31.A Venket Rao, et al. (2009)A randomized, double-blind, placebo-controlled pilot study of a probiotic in emotional symptoms of chronic fatigue syndrome
32.Shaheen E Lakhan, et al. (2010)Nutritional and herbal supplements for anxiety and anxiety-related disorders: systematic review
33.Smriga M(2007)Oral treatment with L-lysine and L-arginine reduces anxiety and basal cortisol levels in healthy humans.
34.Glenda Lindseth, et al. (2015)The Effects of Dietary Tryptophan on Affective Disorders
35.Ribeiro JA(2010)Caffeine and adenosine.
36.M C Cornelis(2014)Genome-wide meta-analysis identifies six novel loci associated with habitual coffee consumption
37.Shaheen E Lakhan(2010)Nutritional and herbal supplements for anxiety and anxiety-related disorders: systematic review
38.Pittler MH(2000)Efficacy of kava extract for treating anxiety: systematic review and meta-analysis.
39.Pratte MA, et al.(2014)An alternative treatment for anxiety: a systematic review of human trial results reported for the Ayurvedic herb ashwagandha (Withania somnifera).
40.Cooley K, et al. (2009)Naturopathic care for anxiety: a randomized controlled trial
41.Biswajit Auddy(2008)A Standardized Withania Somnifera Extract Significantly Reduces Stress-Related Parameters in Chronically Stressed Humans:A Double-Blind, Randomized, Placebo-Controlled Study
42.Shaheen E Lakhan(2010)Nutritional and herbal supplements for anxiety and anxiety-related disorders: systematic review
43.Fernández-San-Martín MI, et al. (2010)Effectiveness of Valerian on insomnia: a meta-analysis of randomized placebo-controlled trials.
44.Bent S(2006)Valerian for sleep: a systematic review and meta-analysis.
45.Adrian L. Lopresti, et al. (2014)Saffron (Crocus sativus) for depression: a systematic review of clinical studies and examination of underlying antidepressant mechanisms of action
46.Soo Kim, et al. (2013)Walking Away From Compensatory Consumption: Self-Acceptance Changes Threat Appraisal
47.Meagan B. MacKenzie(2017)Development of a Brief Version of the Social Anxiety – Acceptance and Action Questionnaire

参照文献

1.Wan Ahmad Jaafar WanYahay, et al. (2012)Application of Persuasive Multimedia to Raise Stress Awareness among the Secondary School Students
2.Elo AL, et al. (2003)Validity of a single-item measure of stress symptoms.
3.Cohen, S., Kamarck, T., Mermelstein, R. (1983). A global measure of perceived stress.
4.Elo AL, et al. (2003)Validity of a single-item measure of stress symptoms.
5.Black, D. S., et al. (2017). Mindfulness practice reduces cortisol blunting during chemotherapy: A randomized controlled study of colorectal cancer patients. Cancer.
6.Dana Fischer, et al. (2017)Improvement of Interoceptive Processes after an 8-Week Body Scan Intervention
7.Mandy B.(2007)Keep a stress diary.
8.de Zambotti M, et al. (2017)The Sleep of the Ring: Comparison of the ŌURA Sleep Tracker Against Polysomnography.
9.Beck, J. (1995) Cognitive therapy: Basics and beyond New York: Guilford press
10.Radu Şoflău, et al. (2017)A Meta-Analytical Approach of the Relationships Between the Irrationality of Beliefs and the Functionality of Automatic Thoughts
11.Beck, A. T., Rush, A. J., Shaw, B. F., & Emery, G. (1979). Cognitive therapy of depression.
12.Tarrier, N., & Johnson, J. (Eds.). (2015). Case formulation in cognitive behaviour therapy: The treatment of challenging and complex cases. Routledge.
13.Persons, J. B. (2008). The case formulation approach to cognitive behaviour therapy.
14.James Pennebaker(2014)Expressive Writing: Words That Heal (English Edition)
15.Hans S. Schroder(2017)The effect of expressive writing on the error-related negativity among individuals with chronic worry
16.Catherine Romero(2008)Writing wrongs: Promoting forgiveness through expressive writing
17.Ariana Orvell, et al. (2017)How “you” makes meaning
18.Thomas D Borkovec, et al. (1983)Stimulus control applications to the treatment of worry
19.Sally N Merry, et al. (2012)The effectiveness of SPARX, a computerised self help intervention for adolescents seeking help for depression: randomised controlled non-inferiority trial
20.Hardman RJ, et al. (2016)Adherence to a Mediterranean-Style Diet and Effects on Cognition in Adults: A Qualitative Evaluation and Systematic Review of Longitudinal and Prospective Trials.
21.Sara Jiménez-Fernández,(2015)Oxidative Stress and Antioxidant Parameters in Patients With Major Depressive Disorder Compared to Healthy Controls Before and After Antidepressant Treatment: Results From a Meta-Analysis
22.Jacka FN, et al. (2017)A randomised controlled trial of dietary improvement for adults with major depression (the 'SMILES' trial).
23.Jessica M.(2015) Indigenous Bacteria from the Gut Microbiota Regulate Host Serotonin Biosynthesis
24.Schmidt K(2015)Prebiotic intake reduces the waking cortisol response and alters emotional bias in healthy volunteers.
25.Geyer M, et al. (2008)Effect of yacon (Smallanthus sonchifolius) on colonic transit

本書で取り上げた
「ストレスダイアリー」や
「ケースフォーミュレーション」
などのフォーマットは筆者のサイト
http://yuchrszk.blogspot.jp/p/stress.html
からPDFをダウンロードできます。

超ストレス解消法
イライラが一瞬で消える100の科学的メソッド

2018年5月18日　第1刷発行
2020年2月7日　第8刷発行

発行所
株式会社 鉄人社
〒102-0074 東京都千代田区
九段南3-4-5 フタバ九段ビル4F
TEL 03-5214-5971　FAX 03-5214-5972
http://tetsujinsya.co.jp

著者　鈴木 祐
発行者　稲村 貴
編集担当　松木丈一郎
表紙デザイン　細工場
イラスト　高梨としみつ
印刷・製本　株式会社 シナノ

ISBN978-4-86537-126-0　C0077

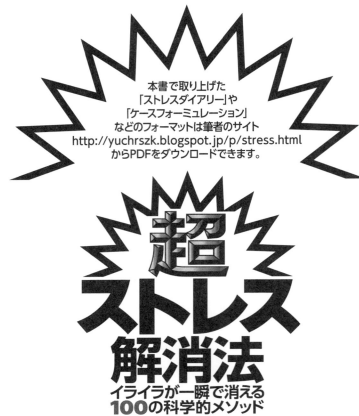